Te. 15/46

T. 2660.
32. E. c.

DE L'INFLUENCE

DE

L'ÉLECTRICITÉ

ATMOSPHÉRIQUE ET TERRESTRE

SUR L'ORGANISME.

Paris. — Imprimerie de L. MARTINET, rue Jacob, 30.

DE L'INFLUENCE

DE

L'ÉLECTRICITÉ

ATMOSPHÉRIQUE ET TERRESTRE

SUR L'ORGANISME,

ET DE L'EFFET
DE L'ISOLEMENT ÉLECTRIQUE CONSIDÉRÉ COMME MOYEN CURATIF ET PRÉSERVATIF
D'UN GRAND NOMBRE DE MALADIES,

PAR

EMM. PALLAS,

Officier de l'ordre royal de la Légion-d'Honneur,
docteur en médecine de la Faculté de Paris,
médecin principal des armées, médecin en chef de l'hôpital militaire d'Oran,
membre correspondant de l'Académie royale de médecine,
et de plusieurs autres Académies nationales
et étrangères, etc.

> Celui qui rapporte les faits sans théorie préconçue, et
> avec la ferme résolution de n'adopter que celle que les
> faits pourront lui suggérer, se pique d'exactitude et d'im-
> partialité.
>
> BROUSSAIS, *Examen des doctrines médicales,*
> tom. III, pag. 165.

PARIS.

CHEZ VICTOR MASSON,

LIBRAIRE DES SOCIÉTÉS SAVANTES PRÈS LE MINISTÈRE DE L'INSTRUCTION PUBLIQUE,
PLACE DE L'ÉCOLE-DE-MÉDECINE.

1847.

A

Monsieur Donzé,

CHEVALIER DE LA LÉGION-D'HONNEUR,
OFFICIER PRINCIPAL D'ADMINISTRATION DES HOPITAUX MILITAIRES,
A PARIS,

Il est des bienfaits dont le souvenir ne s'efface jamais de la mémoire. Celui dont j'ai été l'objet de votre part, en Afrique, pendant une grave maladie, mérite que je vous en adresse un témoignage public de ma vive reconnaissance. C'est peu de chose, sans doute, excellent ami ! de la part d'un homme qui vous doit peut-être la vie ; mais votre cœur généreux et la loyauté de votre caractère m'ont fait apprécier, dans les circonstances difficiles où nous nous sommes rencontrés ensemble, vos sentiments délicats et votre désintéressement.

Oran, le 25 mai 1847.

PALLAS.

TABLE DES MATIÈRES.

FIN DE LA TABLE.

INTRODUCTION.

—

Tout le monde connaît le rôle important que jouent les agents physiques sur les phénomènes de la vie et sur notre organisme en particulier. C'est, en effet, du rapport constant de notre frêle organisation avec l'air, la lumière, le calorique et l'électricité, et avec d'autres corps solides ou liquides répandus dans l'atmosphère, que naissent des actions et des réactions continuelles qui constituent l'état de santé ou l'état de maladie.

L'harmonie qui existe entre les agents physiques fonctionnels et les organes qui en reçoivent les impressions constitue l'état de santé dont la conservation appartient à l'hygiène. Mais dès qu'une cause quelconque vient à troubler cette harmonie, il y a maladie plus ou moins grave, et les moyens de la guérir font partie du domaine de la thérapeutique.

Nous possédons plusieurs moyens pour modifier les intempéries de l'air atmosphérique, celles des saisons et des climats, pour nous soustraire à l'action brûlante du soleil, aux froids et aux chaleurs extrêmes, aux effets malfaisants de la pluie, de la grêle, de la neige et des vents. Mais personne n'avait songé à garantir l'homme de l'action nuisible des grands courants électriques atmosphériques et terrestres.

Nous avons sur les lois, les théories et les effets de l'électricité artificiellement produite, des connaissances étendues et très importantes, que nous devons aux travaux de savants illustres, MM. Arago, Biot, Becquerel, Pouillet, Gay-Lussac, Thénard, Berzélius, Magendie, Flourens, etc.

Mais depuis l'immortel Franklin, qui nous a préservé de la foudre par l'invention du paratonnerre, l'électricité générale, celle qui se produit sans cesse dans le grand laboratoire de la nature, est passée pour ainsi dire inaperçue, et son étude dans ses rapports avec l'organisme a été trop négligée.

Cet ouvrage, comme son titre l'indique, a pour objet principal d'enrichir l'hygiène et la thérapeutique d'un moyen dont l'application nouvelle doit prévenir et guérir plusieurs maladies nerveuses dont l'étiologie est restée inconnue, et qui ont le plus souvent pour cause l'action nuisible des grands courants électriques. C'est par l'isolement électrique que nous sommes parvenu à guérir un grand nombre de malades, résultat auquel le raisonnement nous avait conduit, et que l'expérience et l'observation ont confirmé.

Nous ne prétendons pas avoir résolu toutes les questions que ce grave sujet vient soulever; ce serait une tâche au-dessus de nos forces. Nous réclamons toute l'indulgence du lecteur pour un livre écrit, pour ainsi dire, sous la tente, dans un pays dépourvu de ressources littéraires et scientifiques, et au milieu des travaux et des fatigues d'un grand service. Notre travail se ressentira, sans doute, de toutes ces entraves

et de ces difficultés; mais notre but sera atteint
si nous parvenons à attirer l'attention des physiologistes et des médecins sur un point de physique médicale qui intéresse également l'étiologie, la nature et le traitement des maladies.

DE L'INFLUENCE

DE

L'ÉLECTRICITÉ GÉNÉRALE

SUR L'ORGANISME,

ET DE L'ISOLEMENT ÉLECTRIQUE,

CONSIDÉRÉS COMME MOYEN CURATIF ET PRÉSERVATIF D'UN GRAND
NOMBRE DE MALADIES.

Dans ce travail, que nous divisons en deux parties principales, nous examinerons successivement les faits dont la connaissance est la plus avancée, pour nous occuper ensuite de l'étude de ceux qui le sont moins.

Dans la première partie nous étudierons sommairement : 1° la nature de l'électricité que l'on obtient artificiellement; 2° les phénomènes généraux, les lois et les théories diverses des phénomènes électriques; 3° la description des appareils à l'aide desquels on se procure artificiellement l'électricité dans les laboratoires; 4° l'action de l'électricité artificielle sur l'économie animale dans l'état de santé et dans l'état de maladie.

La seconde partie sera consacrée à l'étude des

grands phénomènes qui se passent dans l'atmosphère et au centre de la terre, et nous examinerons tour à tour les appareils dont la nature se sert pour développer l'électricité; ce qui nous conduit à examiner la terre d'une part et l'atmosphère de l'autre, dans lesquelles on trouve ou par lesquelles se produisent des sources nombreuses d'électricité générale. L'eau, le calorique qui se trouvent répandus dans tout l'univers, feront aussi l'objet de considérations générales sur leur origine et leurs propriétés physiques et chimiques. Nous étudierons ensuite l'influence de l'électricité naturelle sur les différents corps de la nature, et sur celui de l'homme en particulier. Nous terminerons enfin par l'histoire de plusieurs observations sur les effets de l'isolement électrique considéré comme moyen curatif et préservatif d'un grand nombre de maladies.

Pour procéder avec ordre et méthode, chaque subdivision de notre travail formera autant de chapitres distincts.

PREMIÈRE PARTIE.

ÉTUDE DES PHÉNOMÈNES PRODUITS PAR L'ÉLECTRICITÉ
ARTIFICIELLE.

—

Dans cette partie nous allons examiner sommairement : 1° l'étymologie, la nature et l'origine de l'électricité artificiellement obtenue ; 2° les phénomènes généraux, les lois et les théories diverses des attractions et répulsions électriques ; 3° la description des appareils le plus en usage dont on se sert pour se procurer artificiellement l'électricité dans les laboratoires ; 4° l'action de l'électricité artificielle sur l'économie animale dans l'état de santé et dans l'état de maladie.

CHAPITRE PREMIER.

ÉTYMOLOGIE, ORIGINE ET NATURE DE L'ÉLECTRICITÉ.

Électricité. Ce mot est dérivé du grec *électron*, succin ou ambre jaune, espèce de résine fossile jaunâtre et transparente, dans laquelle on a primitivement trouvé, du temps de Thalès, 1500

ans avant l'ère chrétienne, les phénomènes auxquels on a donné le nom d'électricité. Elle résulte
de la propriété qu'a cette substance, ainsi que
plusieurs autres corps lorsqu'ils ont été frottés,
chauffés ou mis en contact, d'attirer d'abord, et
de repousser ensuite les corps légers, tels que des
cheveux, des plumes, des parcelles de papier,
de lancer des étincelles et des aigrettes lumineuses, visibles surtout dans l'obscurité, et de faire
éprouver au système nerveux des secousses plus
ou moins fortes.

Le tonnerre, dont nous entendons les éclats
dans les temps d'orage, n'est autre chose qu'un
grand phénomène électrique qui produit sur les
hommes et les animaux une très vive impression
et que les Grecs et les Romains regardaient
comme le signe de la colère céleste. Ils considéraient le tonnerre comme étant produit par
des matières terrestres dans lesquelles le soufre
et le salpêtre, que l'on prétendait exister dans
l'atmosphère, jouaient le principal rôle. Nous
ferons connaître plus tard la cause de ces grands
phénomènes de la nature.

Invisible, impalpable, impondérable, mobile
et très subtile, l'électricité existe dans tous les
corps de notre planète sans exception, dans
les molécules desquels elle est répandue, et
dont les atômes sont enveloppés. Elle est com-

posée de deux éléments que l'on nomme, l'un fluide vitré ou positif, et l'autre fluide résineux ou négatif, à cause de la matière vitreuse ou résineuse dont on les obtient le plus ordinairement. Réunis dans des proportions convenables, ces deux éléments constituent l'électricité neutre ou naturelle, dont la présence dans les corps de la nature ne se manifeste jamais d'une manière assez sensible pour intéresser les sens. Mais dès qu'on frotte un morceau d'ambre ou de succin ou tout autre corps non conducteur, un cylindre de verre, de soufre ou de cire d'Espagne de 2 centimètres de diamètre et de 3 à 4 décimètres de longueur, avec une peau de chat ou une étoffe de laine, on parvient ainsi à résoudre l'électricité en ses deux éléments. Les phénomènes d'attraction et de répulsion se manifestent avec une intensité égale, suivant la force des appareils employés, la nature des substances soumises à l'expérience, et le milieu dans lequel l'opération a lieu. Si l'on approche du doigt ou qu'on touche le corps électrisé avec une boule de métal, il se produit un pétillement avec étincelle qui n'est ordinairement visible que dans l'obscurité. Si l'on prend un tube de métal d'une main et qu'on le frotte de l'autre avec une peau de chat ou une étoffe de laine comme nous l'avons dit tout à l'heure, il ne donnera aucun signe d'électricité; mais si on attache au tube métallique un manche en verre ou en résine bien sec et qu'ensuite on le frotte comme dans le cas précédent, en le tenant par le manche en verre sans le toucher autrement que par le frottoir, il acquerra toutes les propriétés électriques. Cette expérience prouve que le fer comme le verre s'électrise, mais qu'il perd cette propriété à mesure que le frottement la lui communique, et qu'il la conserve, au contraire, lorsqu'on a la précaution de l'isoler avec un cylindre de verre ou de tout autre corps isolant, comme on en possède un certain nombre dont nous parlerons par la suite.

L'électricité répand une odeur assez semblable à celle du phosphore ou de l'hydrogène impur; reçue sur la langue, elle cause la sensation d'un goût particulier appréciable surtout lorsque la tension électrique est notable.

Lorsque l'électricité vitrée est isolée de l'électricité résineuse, elle est susceptible d'une vitesse immense et de parcourir, suivant M. Wherstone, une étendue de 144,000 lieues par seconde. En 1745 et 1750, on fit cette expérience en Angleterre, et on a reconnu que des fils isolés, dont la longueur était de plus d'une lieue, transmettaient instantanément l'électricité.

CHAPITRE II.

PHÉNOMÈNES GÉNÉRAUX, LOIS ET THÉORIE DES ATTRACTIONS ET DES RÉPULSIONS ÉLECTRIQUES.

Tous les corps de la nature, placés dans certaines conditions, sont susceptibles de contracter des états électriques; mais ils diffèrent essentiellement sous le rapport de la faculté de conserver cet état : aussi a-t-on divisé ces corps en deux catégories, qu'on nomme corps non conducteurs ou mauvais conducteurs et corps bons conducteurs de l'électricité.

Les corps non conducteurs du fluide électrique sont le verre, la résine, l'ambre jaune, la cire d'Espagne, le soufre, la soie, la laine, les fourrures, les graisses, le bois, l'air et les gaz secs. Lorsqu'ils sont frottés, les corps solides s'électrisent et conservent cet état pendant un temps plus ou moins long. Ils ont été aussi nommés *isolants*, parce qu'ils ont la faculté de conserver l'électricité qu'on développe en eux et d'empêcher la déperdition du fluide électrique des corps conducteurs électrisés auxquels ils servent de supports. Ainsi, l'air sec est isolant; car s'il était conducteur, il serait impossible d'obtenir le moindre signe d'électricité; ce fluide se perdrait en même temps qu'il s'accumulerait sur les corps. Les substances non conductrices, ou isolantes, ont reçu l'épithète de corps *idio-électriques* indiquant qu'ils sont électriques par eux-mêmes.

Les corps non conducteurs, lorsqu'ils sont électrisés et qu'on vient à les toucher du doigt, ou de tout autre conducteur, ne laissent échapper l'électricité que par le point touché, tandis que tous les autres points la conservent, et l'indépendance de ces différents points est tellement complète que les uns peuvent produire et conserver l'électricité vitrée, et les autres l'électricité résineuse.

Les corps conducteurs de l'électricité, qu'on a nommés aussi *anélectriques*, parce qu'ils laissent passer librement le fluide électrique dans le globe terrestre, sont assez nombreux dans la nature. Nous allons énumérer les principaux par l'ordre de la plus grande faculté conductrice qu'ils possèdent : 1° or, 2° argent, 3° cuivre, 4° platine, 5° fer, 6° étain et mercure, 7° plomb et les autres métaux, 8° charbons de bois, 9° terres, pierres, eau chaude, eau froide, tous les liquides excepté les huiles, le verre chauffé au rouge, la glace, les sels en général, les fluides animaux, les corps des animaux vivants, les acides, les dissolutions salines, la vapeur, l'air chaud et humide. Tous ces corps conducteurs acquièrent des états électriques qu'ils perdent immédiatement lorsqu'on les met en communication avec le sol, à moins qu'on ne les isole avec un manche de verre ou un plateau de résine; alors les deux espèces de corps conducteurs et non conducteurs s'électrisent et conservent la propriété électrique. Les corps conducteurs électrisés perdent instantanément l'électricité dont ils sont animés lorsqu'on met en communication avec le sol un point quelconque de leur surface. Cette dépendance entre toutes les parties des corps conducteurs les a fait préférer pour obtenir une grande quantité d'électricité pour s'en servir dans les diverses expériences des laboratoires de physique et de chimie. A cet effet, on isole un conducteur en cuivre, sur lequel on accumule, par le frottement, une certaine quantité de fluide électrique, comme on le pratique avec la machine électrique dont nous indiquerons plus tard la constitution. On peut dire, en thèse générale, que tous les corps isolés par des corps non conducteurs, sont susceptibles de manifester des propriétés électriques.

Lorsqu'on développe l'électricité dans les corps conducteurs, elle se distribue toujours à leur surface, de telle sorte qu'un conducteur plein ne s'électrise pas plus qu'un conducteur creux. C'est donc à la surface des corps que le fluide électrique se porte constamment, où il est retenu par la pression de l'air environnant, et où il n'occupe qu'une épaisseur infiniment petite. Jamais il ne réside à l'intérieur des corps.

La couche de fluide électrique distribué à la surface des corps électrisés peut avoir des épaisseurs variées.

Le célèbre Laplace a démontré que le fluide électrique a une force qui est partout proportionnelle à son épaisseur, et que la pression qu'il exerce contre l'air, en chaque point de sa surface, est proportionnelle au carré de l'épaisseur de la couche qui se trouve en ce point; ce qui nous conduit naturellement à indiquer la manière dont l'électricité se comporte et se distribue à la surface des corps de forme différente. Dans une sphère, par exemple, l'épaisseur de la couche électrique est constante et partout égale. Sur un sphéroïde de révolution, l'épaisseur du fluide n'étant pas égale aux différents points de la surface, elle est plus considérable aux deux pôles qu'à l'équateur, et proportionnelle en ce point aux rayons du corps sphéroïde. Ainsi, c'est sur les pôles et sur les extrémités des corps allongés que l'électricité doit vaincre la résistance de l'air, et que le fluide électrique doit s'écouler. Or, une pointe aiguë pouvant toujours être considérée comme le pôle d'un ellipsoïde de révolution très allongé, l'électricité qui s'y accumulera, quelque faible que soit la charge, fournira toujours une épaisseur assez grande pour vaincre la résistance de l'air et s'échapper; aussi les pointes ont-elles la propriété de laisser écouler tout le fluide électrique dont elles sont chargées. C'est sur ce principe que sont fondées les diverses expériences intéressantes de physique, et la théorie du paratonnerre, que nous devons au génie de l'illustre Franklin.

Lorsqu'on électrise un corps non conducteur par le frottement d'un autre corps, on observe que ce n'est pas seulement le corps frotté qui s'électrise, mais le corps frottant acquiert aussi la même propriété, avec cette différence, que chacun d'eux est animé d'une électricité contraire.

Plusieurs théories ont été proposées pour expliquer les étonnants et mystérieux effets de l'électricité. Deux hypothèses principales se partagent, mais non également, l'assentiment général pour rendre raison des phénomènes électriques. L'une, la moins généralement admise, est due à Franklin. Elle consiste à n'admettre qu'une seule espèce d'électricité qui existe dans tous les corps de la nature, et dans chacun desquels elle se trouve en quantité relative à leur capacité. Tout le temps que la quantité de ce fluide reste en équilibre, il ne donne aucun signe de sa pré-

sence; mais dès l'instant que cet équilibre vient
à se rompre, par une cause quelconque, il tend
aussitôt à se rétablir en donnant naissance aux
phénomènes électriques. Les corps sont alors
électrisés positivement ou négativement, suivant
qu'il y a augmentation ou diminution de la matière électrique. Franklin attachait à l'expression
de fluide positif ou vitré l'idée de *surélectrisation*,
et à celle de fluide négatif ou résineux l'idée de
subélectrisation. Mais cette théorie simple et in-
génieuse a fait place à celle de Dufay, perfectionnée par Symmer. Cette dernière consiste à
regarder le fluide naturel comme composé de
deux principes distincts, auxquels on a donné
le nom de fluide vitré, de fluide résineux,
parce que l'un est ordinairement développé par
le verre, et l'autre par la résine. Mais comme le
verre ne prend pas toujours l'électricité vitrée,
et la résine l'électricité résineuse, et que de
l'autre côté les deux électricités détruisent réciproquement leurs propriétés par leur réunion, on
est généralement convenu de remplacer les dé-
nominations d'électricité vitrée et d'électricité résineuse par celle de positive et négative. Il y a
donc deux électricités différentes dans leur origine et dans leurs effets, et, à l'aide de cette hypothèse, on rend compte de la manière la plus
satisfaisante de tous les phénomènes électriques.

Le fluide vitré ou positif attire le fluide résineux ou négatif, tandis que les fluides de même nature se repoussent réciproquement.

L'électricité vitrée ne diffère pas seulement de l'électricité résineuse par les phénomènes de répulsion dont nous venons de parler, mais encore par des caractères propres, et par la manière dont elle se comporte dans plusieurs circonstances. En effet, l'électricité vitrée ou positive qui se dégage d'une pointe, imprime à la langue une saveur acescente. Lancée sur du papier de tournesol humide, elle change en rouge la couleur bleue de ce papier. Lorsqu'elle s'écoule par une pointe un peu émoussée, elle forme un faisceau lumineux d'un bleu rougeâtre.

L'électricité résineuse ou négative, au contraire, produit sur la langue une impression brûlante, presque alcaline, qui fait disparaître la couleur du papier de tournesol rougi par l'électricité positive. Lorsque l'électricité négative s'échappe par une pointe, on n'aperçoit qu'un léger point lumineux. Si l'on prend deux pendules, l'un électrisé par le verre et l'autre par la résine, ils s'attirent, tandis que si tous les deux sont électrisés par le fluide vitré ou par le fluide résineux, ils se repoussent. Ceci prouve encore qu'il y a réellement deux électricités bien différentes dans leur origine et dans leurs effets, puisque, comme pour le magnétisme, les deux électricités de même nature se repoussent lorsque les deux fluides de nature différente s'attirent.

Une nouvelle théorie des phénomènes électriques a été imaginée par M. Peltier. Ce savant pense que ces phénomènes ne sont dus ni à un ni à deux principes spéciaux, mais bien à deux états particuliers d'un même principe. Ayant séparé complétement les phénomènes statiques des phénomènes dynamiques, il démontre leur marche entièrement opposée; il en conclut que les premiers n'étaient et ne pouvaient être que le produit de l'inégal partage de la substance éthérée elle-même dans les corps; et les seconds, que le produit de la propagation de cet éther entre les interstices *moléculaires* des conducteurs, pour rétablir l'équilibre entre le corps qui en possède le plus et le corps qui en possède le moins; de l'action des corps *comburants*, qui donnent toujours le *signe résineux* aux substances avec lesquelles ils se combinent; de la présence constante de la matière pondérable dans tous les phénomènes électriques, et de la puissante tension *toujours résineuse* du globe terrestre.

M. Peltier conclut que l'état résineux est l'indication d'une coërcition plus grande de l'*éther*, et que l'état vitré est une coërcition moins grande que dans l'état naturel. Quoi qu'il en soit des différentes hypothèses dont on s'est servi, nous adopterons celle de Dufay comme étant la plus connue et généralement adoptée.

Nous admettrons donc l'existence de deux fluides bien distincts qui composent l'électricité naturelle, dont la présence dans les corps ne s'annonce jamais par aucun phénomène particulier pendant tout le temps qu'il reste à l'état neutre ou de combinaison ; mais lorsqu'il est décomposé par l'une ou l'autre des causes nombreuses dont nous parlerons plus tard en détail, les phénomènes d'attraction et de répulsion se manifestent, un corps électrisé attire un autre corps dans l'état naturel, parce que le fluide positif et résineux, mis en liberté, attire l'électricité contraire du fluide naturel non décomposé.

Lorsque ces deux corps, avons-nous déjà dit, sont électrisés de la même manière, ils se repoussent mutuellement ; et si, au contraire, l'un est électrisé vitreusement et l'autre résineusement, ils s'attirent l'un l'autre lorsqu'ils sont placés à une certaine distance *qu'on nomme atmosphère électrique.*

Deux corps qui s'électrisent en vertu de cette loi, s'ils viennent à se toucher, se repoussent immédiatement après, et la cessation des phénomènes électriques résulte de la recomposition du fluide électrique naturel.

Lorsque l'électricité passe d'un corps dans un autre, subitement et à distance, c'est par étincelle ou explosion, par conséquent avec dégagement de lumière. L'éclat de cette lumière et la force du bruit, qui accompagnent l'explosion, dépendent de la quantité de fluide. La distance à laquelle on peut tirer une étincelle d'un corps électrisé dépend de la conductibilité de la substance, de l'étendue de la surface, et de la pression de la couche électrique dont il est chargé; car la seule condition pour que l'étincelle parte, c'est que la tension de l'électricité puisse vaincre la pression atmosphérique.

Indépendamment du frottement, la chaleur, le contact des corps hétérogènes, le changement de température, la compression, l'évaporation, la combustion, la germination et les combinaisons chimiques ont aussi la propriété de développer de l'électricité; et quelle que soit la source du fluide électrique, il se produit toujours par la décomposition du fluide naturel deux électricités, l'une positive, et l'autre négative. Une fois mis en liberté, ces deux principes ont toujours la propriété de s'attirer mutuellement, d'attirer et de repousser ensuite les corps légers, tandis que les fluides de même nature se repoussent.

Les phénomènes électriques, dans ces circonstances diverses, sont d'autant plus énergiques qu'ils contiennent, dans un espace donné, une plus grande quantité de fluide, ou, pour mieux dire, que la tension électrique sera plus forte.

Il existe encore une autre sorte d'électrisation qui mérite d'être mentionnée avec quelques détails, parce qu'elle existe dans la nature plus souvent qu'on ne pense généralement; nous voulons parler de l'influence électrique à distance, dont la connaissance est indispensable à l'intelligence d'un grand nombre de phénomènes électriques.

L'électricité vitrée, en excès, décompose l'électricité naturelle à distance et réciproquement. Supposons un conducteur chargé d'électricité vitrée en excès, *et que l'on place dans son voisinage* un autre conducteur disposé de la même manière, mais non électrisé. Au moment où ces deux conducteurs sont placés dans l'atmosphère électrique, celui non électrisé donnera immédiatement des signes d'électricité; l'une de ces extrémités sera électrisée vitreusement, et l'autre résineusement. Si l'on éloigne ces conducteurs l'un de l'autre, de manière à les soustraire à l'atmosphère électrique, le conducteur qui n'était pas primitivement électrisé reprendra son état naturel, par la raison que les deux fluides momentanément séparés se réunissent par attraction et forment de nouveau l'électricité naturelle. Bien entendu que si l'on chargeait le conducteur d'é-

lectricité résineuse, le phénomène aurait également-
ment lieu, mais dans un sens inverse.

On ne connaît pas d'une manière positive la
nature du principe qui produit les phénomènes
électriques, comment il existe dans les corps, et
comment il s'y développe par le frottement ou
par toute autre cause; mais on peut en établir les
lois et en mesurer les effets. Les instruments dont
on se sert, soit pour découvrir, soit pour mesurer des petites quantités d'électricité, se nomment
électroscope ou *électromètre*. Le premier a pour
objet de démontrer la présence de l'électricité dans
un corps, et le second d'en mesurer la tension.
M. Peltier a découvert récemment un appareil
de ce genre, susceptible de donner des résultats
rigoureux et qui a été décrit minutieusement par
M. Becquerel dans son important ouvrage sur
l'électricité.

L'*électroscope de Coulomb* est une véritable
balance électrique, appareil très délicat et très
simple; on le construit avec un simple fil de soie,
tel qu'il sort du cocon, de 12 centimètres de longueur, et une aiguille de gomme-laque de 2 décimètres, terminée à une de ses extrémités par un
petit cercle de clinquant très léger. A son extrémité supérieure, le fil est fixé sur le bout du tube
où on peut l'enrouler et le dérouler à volonté
avec le petit treuil et lui donner tous les degrés

de tension au moyen d'une pièce mobile disposée *ad hoc*. On préserve cet appareil des agitations de l'air en le couvrant d'une cage en verre munie d'un couvercle percé d'un trou, et sur sa circonférence, une échelle divisée en 360°. C'est par le trou pratiqué sur le couvercle de la cage que l'on introduit les corps électrisés qui doivent agir sur l'aiguille. Au moyen de cet électroscope on peut aisément essayer tous les corps qui sont susceptibles de s'électriser par le frottement ou par tout autre moyen. Les corps non conducteurs sont seuls susceptibles d'acquérir cette propriété d'une manière plus sensible que les autres.

Le plus simple électroscope est celui de Gibert, perfectionné par Haüy et connu sous le nom d'électroscope minéralogique. Il consiste en une aiguille formée d'un fil mince de cuivre ou d'argent terminée par une sphère semblable à des têtes d'épingles. Cette aiguille porte à sa partie moyenne une chape en métal, ou, mieux encore, en cristal de roche, au moyen de laquelle on la place sur un pivot où elle peut librement se manœuvrer en tout sens. En approchant latéralement dans le voisinage de l'une des petites sphères le corps dont on veut constater l'état, on reconnaîtra s'il y a attraction; on peut encore avec cet appareil reconnaître la nature de l'électricité. Pour cela, après avoir isolé l'aiguille et son pivot, on les électrisera vitreusement ou résineusement, en présentant, à une petite distance de l'électroscope, momentanément mis en communication avec le sol, un bâton de cire d'Espagne ou un cylindre de verre frotté ; rompant ensuite la communication avec le sol et retirant le bâton de cire ou de verre électrisé, le fluide de nom contraire, qui, par influence ayait été appelé dans l'instrument, recouvrera son expansibilité, en sorte que les mouvements de l'aiguille attirée ou repoussée feront connaître l'espèce d'électricité que possède le corps que l'on examine.

L'*électromètre* consiste, soit en deux petites boules de liége ou de moelle de sureau ou de maïs, bien sèches, soit en deux brins de paille longs de 3 décimètres que l'on attache à un bout de fil de soie mince, soit enfin en deux feuilles d'or suspendues à un fil métallique, et qui, placées au voisinage d'un corps électrisé, acquièrent l'électricité dont jouit ce corps en s'attirant et se repoussant mutuellement.

Pour reconnaître suivant quelles lois s'exercent les attractions et les répulsions électriques, on se sert de la balance de torsion au moyen de laquelle on démontre comme loi fondamentale que les attractions et répulsions électriques sont en raison composée des carrés de distance. Il est essentiel dans toutes les expériences d'avoir égard à la perte que les corps électrisés éprouvent par les qualités de l'air atmosphérique qui, indépendamment de sa température plus ou moins élevée, contient souvent des vapeurs d'eau en quantité variable. Cette perte pendant les jours secs n'est souvent par minute que de 1/60 de la charge moyenne, tandis qu'elle s'élève quelquefois à 1/20 pendant les temps chauds et humides. Pour atténuer autant que possible une autre cause de perte occasionnée par les supports isolants, il faut que ces supports aient au moins de 40 à 50 cent. de longueur et de 3 à 5 cent. de diamètre, qu'ils soient enduits d'une ou plusieurs couches de vernis à la gomme laque et chauffés avant les expériences pour les priver de toute espèce d'humidité.

Les corps électrisés par le frottement conservent cette propriété s'ils sont isolés pendant un temps assez considérable, si l'air est sec; mais si on les touche avec le doigt, ou qu'on les mette en communication avec le sol, avec un conducteur métallique, alors ils perdent leur vertu électrique immédiatement. Le même résultat aura lieu sans qu'il soit nécessaire d'employer un conducteur quelconque, la déperdition sera moins brusque, mais elle s'effectuera plus facilement si l'air est humide et la pression atmosphérique faible.

On peut aussi opérer la recomposition des fluides électriques dans les corps conducteurs électrisés et isolés, ou, comme on le dit ordinairement, les décharger soit successivement en en tirant de petites étincelles avec un corps isolé, soit subitement et complétement au moyen d'une étincelle totale. Dans ces deux cas, les fluides éprouvent dans toute l'étendue de la masse de ces corps un mouvement de translation rapide qui peut produire des effets mécaniques, chimiques et physiologiques très prononcés, comme nous l'indiquerons plus tard.

Nous avons dit déjà, et l'on peut établir ce fait en loi générale, c'est que le corps frottant et le corps frotté acquièrent toujours des électricités diverses, l'une résineuse et l'autre vitrée.

Pour mettre ce résultat en évidence, il faut isoler les deux corps que l'on veut frotter l'un contre l'autre. Il est convenable de donner aux substances frottées, quand on le peut, la forme de plaques, parce qu'alors la friction s'opérant sur une plus grande surface, l'effet que l'on cherche à obtenir est beaucoup plus sensible; il faut adapter à ces plaques un manche de verre ou de tout autre corps isolant par lesquels on les tient. Lorsqu'on a opéré le frottement pendant quelques instants, on sépare les deux corps, et les tenant toujours par le manche isolant, on les présente tour à tour à un pendule électrique bien sensible, chargé d'une espèce d'électricité bien connue. Alors on voit constamment que l'un de ces corps attire le pendule et que l'autre le repousse, ce qui prouve que ces deux corps sont animés par des électricités contraires.

On a cherché en vain par un grand nombre d'expériences à trouver la cause déterminante de l'espèce particulière d'électricité dont les corps sont animés quand on les soumet au frottement; car les plus légères circonstances semblent quelquefois décider le partage. Ainsi, quand on frotte une plaque de verre poli contre une plaque de verre dépoli, la première prend l'électricité vitrée, la seconde la résineuse, sans que l'on puisse dire pourquoi le poli de la surface a cette influence. Deux rubans de soie, pris sur la même pièce, frottés en croix l'un contre l'autre, celui qui est frotté transversalement prend l'électricité résineuse, tandis que l'autre prend l'électricité vitrée, sans que l'on puisse non plus en expliquer la cause. Il arrive même que l'effet est variable avec les corps de même nature; car Alpinus a observé, qu'en frottant une plaque de cuivre contre une de soufre, et même en frottant deux carreaux de verre l'un contre l'autre, il obtenait toujours deux états électriques contraires; la même espèce d'électricité appartenant alternativement à l'une ou à l'autre plaque.

Lorsque deux personnes sont placées sur des tabourets dont les pieds sont formés par des cylindres de verre ou par toute autre substance isolante, et que l'une d'elles tenant à la main une peau de chat bien sèche, en frappe les habits de l'autre; la première sera électrisée vitreusement et la seconde résineusement, comme on peut s'en convaincre en leur faisant approcher tour à tour la main d'un petit pendule chargé d'une électricité connue. Une nouvelle preuve que ces personnes, restant toujours isolées, sont électrisées, c'est que si une autre personne, en communication avec le sol, vient à les toucher, elle tirera de chacune d'elles une étincelle électrique dont l'apparition annoncera le passage de l'électricité qui va se réunir avec celle de la masse immense de la terre.

Lorsqu'on isole une des deux personnes seulement, soit celle qui frappe, soit celle qui est frappée, il n'y aura que celle qui est isolée qui donnera des signes d'électricité.

Si deux personnes non isolées se frappent avec la même peau de chat, il y aura également production d'électricité sur chacune d'elles, mais elle sera insensible à l'électroscope, parce que les deux fluides électriques, développés sur les deux personnes non isolées, passeront immédiatement dans le globe terrestre. Le frottement des liquides et des gaz contre les corps solides développe aussi de l'électricité. Si l'on dirige, au moyen d'un soufflet, un courant d'air atmosphérique contre la surface d'un carreau de verre, celui-ci s'électrise vitreusement. Un mouchoir de soie bien sec étant secoué dans l'air s'électrise résineusement. Nous verrons par la suite que les détails dans lesquels nous sommes entré pour expliquer les phénomènes généraux des attractions et répulsions électriques, ont une grande importance dans leur application aux grands phénomènes de la nature.

CHAPITRE III.

DESCRIPTION DES APPAREILS POUR OBTENIR ARTIFICIELLEMENT L'ÉLECTRICITÉ.

Divers appareils ont été imaginés pour produire et accumuler de grandes quantités d'électricité, et pour en mesurer l'action dans les différents cas où on désire en faire l'application. Ces appareils sont : 1° la machine électrique ; 2° la pile galvanique ou voltaïque ; 3° la bouteille de Leyde ; 4° l'électrophore ; 5° l'appareil à l'aide duquel on obtient l'électro-magnétisme.

§ I. *Machine électrique.* — Cette machine, dé-

couverte par Othon de Guérike, est simple, facile
à établir, et dont tout le système consiste à produire l'électricité par le frottement. Elle est composée d'un plateau de verre ayant un diamètre
plus ou moins considérable, suivant la puissance
de décomposition que l'on désire obtenir; il est
tenu dans une position verticale au moyen d'un axe
auquel on adapte une manivelle qui imprime à
volonté un mouvement de rotation; de quatre
coussins de cuir rembourrés avec du crin, et mis
en communication avec le réservoir commun au
moyen d'une tige métallique; d'un cylindre conducteur en laiton qui est placé horizontalement
sur des supports en verre, recouverts d'une couche de vernis à la gomme-laque pour rendre l'i-
solement plus complet. A l'une des extrémités du
cylindre, se trouvent deux branches terminées
chacune par un godet garni à l'intérieur de pointes dont les extrémités doivent être très rapprochées du plateau. Lorsque la manivelle est mise
en jeu, le plateau est pressé par les coussins : cette
friction occasionne le développement de l'électricité qui s'accumule sur le conducteur.

Pour qu'une machine électrique fournisse le
plus d'électricité possible dans les mêmes circonstances, il y a plusieurs conditions à remplir qu'il
est important de connaître : 1° les coussins doivent être frottés avec de l'or mussif, car l'expé-

rience a fait connaître que le frottement du cuir nu sur le verre développait beaucoup moins d'électricité que quand il avait été recouvert de cette substance; 2° les coussins doivent communiquer avec la terre, car c'est un fait encore d'expérience que deux corps isolés donnent beaucoup moins d'électricité par leur frottement que quand l'un d'eux communique avec le sol; 3° il doit y avoir autant de branches garnies en pointes qu'il y a de paires de coussins, afin que la portion du plateau qui se présente au frottoir soit toujours à l'état naturel; 4° le conducteur, excepté l'extrémité des branches qui enveloppent le plateau, ne doit renfermer aucune pointe ni aucun corps aigu, car la tension y deviendrait beaucoup plus grande que dans le reste du conducteur, et le fluide s'écoulerait continuellement dans l'air par leurs extrémités; 5° les conducteurs doivent être supportés par des corps très isolants, tels que des cylindres de verre, enduits de gomme-laque, dont la longueur doit avoir pour le moins dix fois leur diamètre; 6° pour éviter la déperdition de l'électricité des plateaux par l'air, dans le trajet du frottoir aux pointes du conducteur, on fixe contre les montants qui en supportent l'axe, des quarts de cercle de taffetas gommé.

Nous avons dit que les deux corps, tant celui qui subit que celui qui exerce le frottement, s'é-

lectrisaient mutuellement, mais s'ils sont tous les
deux isolés, et que l'électricité mise en liberté ne
puisse pas s'en échapper, la quantité de fluide
électrique vitré ou résineux qui résulte de cette
collision, se réduit à peu de chose; mais si l'un
des deux corps, peu importe lequel, communique
avec le sol, au moyen d'un conducteur, de manière que son électricité ait le temps de s'écouler
et qu'elle ne puisse plus s'opposer à la décomposition de la matière électrique, l'électricité contraire s'accumulera en plus grande quantité dans
l'autre corps. Bien entendu que si l'on mettait en
communication avec le sol le corps frottant et le
corps frotté, l'électricité produite passerait immédiatement dans le globe terrestre, que les
physiciens nomment aussi réservoir commun. On
ne parviendrait pas alors au but que l'on désire
atteindre.

Pour accumuler une plus grande quantité de
fluide électrique que celle produite par une simple machine, on fait usage de conducteurs dont
le plus ordinairement employé est connu sous le
nom de bouteille de Leyde; mais comme il serait
difficile et dispendieux de se procurer des vases
de verre qui fussent assez grands pour produire
de puissants effets, on a imaginé de rassembler
un certain nombre de bouteilles de Leyde dont
les faces externes et intérieures communiquent

entre elles au moyen de tiges métalliques. Cet appareil, nommé batterie électrique, produit des actions très énergiques qui imitent en petit les effets de la foudre. Quoi qu'il en soit, lorsqu'on met en jeu la manivelle de la machine électrique, l'électricité naturelle est décomposée par le frottement que les coussins exercent sur les deux faces du plateau. L'électricité résineuse se répand sur les coussins et va se perdre dans le sol; l'électricité vitrée reste sur le plateau vitreux et agit sur les électricités combinées du conducteur dont elle s'empare du fluide résineux, tandis que le fluide vitré se trouve refoulé dans le conducteur où il devient libre, en se répandant sur la surface en quantité d'autant plus grande que le cylindre métallique est plus développé et qu'il y a eu plus de fluide décomposé.

Pour mesurer la force de la tension électrique, on adapte à l'extrémité du conducteur un électromètre à cadran. Mais la charge électrique est subordonnée à l'état hygrométrique et barométrique de l'atmosphère; elle est toujours plus grande pendant les temps secs et sereins que lorsque l'atmosphère est chargée de nuages et d'humidité. Le doigt ou tout autre conducteur non isolé, approchés du cylindre chargé d'électricité, le fluide électrique passe dans le globe terrestre en produisant une étincelle et une sensation douloureuse sur l'homme dont le corps a servi de conducteur.

§ II. *Pile galvanique*. — Appareil qu'on nomme aussi pile de Volta, a été découverte par Galvani, professeur d'anatomie à Bologne, en 1789; elle fut ensuite perfectionnée par Volta, qui démontra que l'électricité produite n'était pas le résultat de l'action vitale, comme le pensait Galvani, mais bien celui du contact de deux métaux de nature différente, cuivre et zinc, dont il construisit l'appareil connu sous le nom de pile de Volta. Elle se compose de disques métalliques alternativement placés les uns sur les autres, les uns de cuivre, les autres de zinc, ayant quelques millimètres d'épaisseur et 3 centimètres environ de rayon. On place ces disques en colonne les uns sur les autres alternativement, et on les sépare par des rondelles de drap de même diamètre imbibées d'une dissolution saline ou d'eau acidulée. Ce liquide a pour objet de servir de conducteur au fluide électrique et de favoriser sa transmission d'un disque à l'autre. Pour que le contact du cuivre et du zinc soit plus parfait, on soude les deux disques métalliques ensemble pour former ainsi le système qu'on nomme *couple*, paire ou élément voltaïque.

Les piles à colonne ne sont pas les seules dont on fasse usage. Les appareils voltaïques à auge,

les plus énergiques qui aient été construits, sont
ceux de MM. Children, Silliman et Davy, avec
lesquels on obtient des effets extraordinaires.
L'un de ces appareils, établi en Angleterre par
une souscription des amis des sciences, est composé de deux mille paires de plaques, zinc et cuivre, de près d'un mètre; l'autre est composé de
vingt paires de plaques seulement, mais qui ont
2 mètres de longueur et 70 centimètres environ
de largeur. La puissance de cette pile produit
des effets considérables. Nous verrons par la suite
que le marais a la plus grande analogie avec une
pile à auge.

Le docteur Wollaston a imaginé une pile dans
laquelle les éléments sont placés dans une pile à
auge, mais ils sont fixés tous à une traverse de
bois, ce qui permet de les plonger à volonté dans le
vase où se trouve le liquide conducteur. Le contact
des deux métaux a pour effet de séparer les fluides
électriques, de manière que le vitré se porte sur
le zinc, et le résineux sur le cuivre, jusqu'à ce que
la tension électrique, sur chaque disque, fasse
équilibre à la force locomotive. Si l'on réunit,
au moyen d'un fil de fer, les deux pôles d'une
pile isolée ou non isolée, la décharge a lieu en
produisant des phénomènes étonnants dont nous
parlerons par la suite.

§ III. *Bouteille de Leyde.* — Elle fut découverte en 1746 par Marchebrock et Cunéus. Elle est formée d'une bouteille de verre blanc, dont la surface extérieure est recouverte, dans les trois quarts de sa partie inférieure, d'une feuille d'étain battu, et dont l'intérieur est rempli ou garni jusqu'à la même hauteur de feuilles minces de cuivre, d'or ou d'argent. Le bouchon de liége qui ferme cette bouteille est traversé par une tige métallique, dont la partie inférieure communique avec les feuilles métalliques, et dont la partie supérieure se recourbe en se terminant en boule. Cet instrument sert à augmenter l'intensité des effets électriques, et à diriger sur des parties circonscrites du corps des malades que l'on soumet à l'action de l'électricité. On charge la bouteille de Leyde en tenant à la main la garniture extérieure, et en présentant le bouton de cuivre au conducteur d'une machine électrique en action. Dans le but d'obtenir de plus puissants effets, on réunit plusieurs bouteilles au moyen de conducteurs, et on forme ainsi ce que l'on appelle une batterie électrique.

§ IV. *Électrophore.* — Cet appareil, très simple pour obtenir en tout temps de l'électricité, a été découvert par Wilk. Il est composé d'un gâteau de résine à surface bien plane, renfermé dans une enveloppe métallique, et d'un disque métallique d'un diamètre un peu plus petit, armé d'un manche isolant en verre. Quand on veut se servir de cet appareil, on frotte le gâteau de résine avec une peau de chat munie de son poil, et on place le disque sur le gâteau; l'électricité résineuse, dont la résine a été chargée par le frottement, décompose le fluide naturel du plateau métallique, l'électricité vitrée se répand sur la surface inférieure, le fluide vitré du plateau ne se combine plus avec le fluide résineux du gâteau, à cause de la difficulté que le fluide éprouve à se mouvoir dans la résine. Si on soulève le plateau, ces deux électricités, qui ont été séparées par l'influence du fluide dont la résine est chargée, se combinent, et tout rentrera dans l'état primitif; mais si, avant de soulever le plateau, on touche la surface supérieure avec le doigt après la séparation du gâteau, il possédera toute l'électricité vitrée libre qui était répandue sur la surface inférieure; et comme ce gâteau ne perd que très lentement son électricité, l'expérience pourra être répétée un certain nombre de fois; à la fin, cependant, l'électricité du gâteau finira par disparaître.

§ V. *Electro-magnétisme.* — Ce genre d'électrisation s'opère au moyen de plaques d'acier aimantées, qu'on appelle armures, qui sont assez flexibles pour prendre la forme des parties sur lesquelles on désire les appliquer. Ces plaques sont percées, sur leurs bords, de trous destinés à recevoir des lacets qui les attachent les unes aux autres; il faut qu'elles soient opposées pôle à pôle, et réanimées tous les quinze jours de leur application avec un aimant d'une puissance la plus grande possible.

CHAPITRE IV.

ACTION CHIMIQUE DE L'ÉLECTRICITÉ ARTIFICIELLE.

§ Ier. *Effets chimiques de l'électricité.* — Après la découverte de Galvani et de Volta, on avait pensé que le galvanisme différait de l'électricité, mais cette différence, en réalité, n'était qu'apparente, et que c'était seulement un moyen nouveau d'obtenir le fluide électrique. Il a été démontré par les travaux des modernes que les trois fluides, électrique, galvanique et magnétique sont tellement ressemblants, qu'ils doivent être considérés comme identiques.

Quoi qu'il en soit, les effets de l'électricité sur l'action mécanique et chimique des corps sont d'une grande importance : on peut même, avec Berzélius, supposer que toute action chimique est due à l'état électrique des corps qui se combinent, et se séparent dans leurs combinaisons et

réactions chimiques. Lorsqu'une décharge de la
batterie électrique est assez forte, elle peut bri-
ser des cylindres de bois, enflammer les corps
facilement combustibles, tels que le phosphore,
l'éther et les autres liquides spiritueux. Lorsqu'on
fait agir deux fils métalliques chargés de fluide
négatif et de fluide positif sur un corps composé
binaire, par exemple sur l'eau, il arrive que
l'un des deux éléments se porte vers le pôle
positif, et l'autre vers le pôle négatif. On remarque dans chaque corps simple une tendance
particulière à se porter vers l'un des pôles, ce
qui pourrait faire croire que les corps sont naturellement doués d'une électricité opposée : ainsi
l'*oxigène*, le chlore, l'iode, se portent toujours
au pôle positif ; on peut donc les considérer
comme étant naturellement électro-positifs, tandis
que la plupart des métaux se portent au pôle négatif, et peuvent être considérés comme étant
électro-négatifs. On doit faire remarquer que
cette propriété n'est absolue que pour l'oxigène,
qui se porte toujours au pôle positif, tandis que
les autres corps vont tantôt à l'un, tantôt à l'autre
pôle, suivant la substance à laquelle ils sont
unis. Ainsi le chlore va au pôle négatif quand il
est uni à l'oxigène, et au pôle positif quand il est
uni à un métal ; d'où l'on peut conclure que les
corps sont électro-positifs ou négatifs, par rap-

port les uns aux autres, mais non d'une manière absolue.

Lorsque l'électricité passe d'un corps dans un autre subitement et à distance, c'est par étincelle ou explosion, et par conséquent avec dégagement de lumière. L'éclat de cette lumière, et la force du bruit qui accompagne l'explosion, dépendent de la quantité de fluide. La couleur de l'étincelle est le plus ordinairement violâtre; elle change selon les milieux que le fluide traverse; dans un air très comprimé, cette étincelle a une blancheur éblouissante; elle se produit également dans l'eau. La distance à laquelle on peut tirer une étincelle d'un corps électrisé dépend de la conductibilité de la substance, de l'étendue de la surface et de l'épaisseur de la couche électrique dont il est chargé; car la seule condition pour que l'étincelle parte, c'est que la tension de l'électricité puisse vaincre la pression atmosphérique. Enfin, lorsque la batterie électrique est très puissante, on peut par sa décharge produire un grand nombre de phénomènes très remarquables par leur analogie et par leur identité avec les phénomènes de la foudre; on peut aussi brûler le fer, l'or, et tous les autres métaux, et tuer des animaux et des végétaux à de grandes distances.

§ II. *Effets de la pile voltaïque.* — En 1789,

le hasard fit connaître à Galvani les phénomènes
de l'électricité par le contact; les expériences
furent répétées, et Volta, fécondant cette belle
et heureuse découverte, en fit l'application à la
construction d'un appareil qui porte son nom, et
dont nous avons précédemment donné la description, appareil qui, comme on le sait, est
devenu plus tard un moyen puissant de décomposition. Les recherches sur l'électricité et le magnétisme furent continuées; Lavoisier et Laplace
remarquèrent qu'il y a développement d'électricité dans les phénomènes chimiques. Carlisle,
Nicholson, inventeur de la balance hydrostati-
que, Cruikshanks font les premières applications
de la pile à la chimie. En 1807, Humphry Davy,
au moyen d'une pile dont les éléments électro-
moteurs étaient doués d'une grande puissance,
parvint à l'une des plus importantes découvertes
des temps modernes; nous voulons parler de la
décomposition des bases salifiables, telles que la
potasse, la soude, la baryte, etc. L'oxigène est
attiré par le pôle vitré, et le métal par le pôle
résineux. L'eau de ces alcalis est également décomposée, l'ammoniaque est analysée de la même
manière. Ce savant chimiste démontre ainsi que
les bases salifiables que l'on considérait comme
des alcalis ne sont en réalité que des oxides métalliques, et c'est de la même époque que date

la découverte des métaux connus sous les noms de potassium, de sodium, de baryum, etc.

L'électricité de la pile décompose l'eau en ses deux éléments gazeux, réduit tous les oxides, décompose les acides, les dissolutions salines, la plupart des liquides, un grand nombre de solides même les plus stables, produit des altérations très remarquables dans les matières colorantes et donne naissance à plusieurs combinaisons gazeuses ou des composés chimiques singuliers.

La puissance de l'électricité de la pile l'emporte toujours dans les phénomènes chimiques sur les autres causes d'affinité avec les appareils voltaïques les plus énergiques que l'on ait construits, tels que ceux par exemple de MM. Children, Silliman et Davy. On peut obtenir des phénomènes d'ignition, de fusion et de décomposition très remarquables.

CHAPITRE V.

ACTION DE L'ÉLECTRICITÉ SUR L'ÉCONOMIE ANIMALE.

L'électricité exerce sur notre organisme une action non moins extraordinaire, comme nous allons le voir après avoir signalé l'analogie qui existe dans beaucoup de cas entre le système nerveux et les appareils producteurs du fluide électrique. Un grand nombre de faits semblent établir qu'il existe beaucoup d'analogie entre la cause qui détermine les influences nerveuses et le fluide galvano-électrique. Cette analogie, en effet, se rencontre dans la structure des organes et dans l'examen des effets produits.

Les centres nerveux présentent toujours dans leur structure deux lames de substances, l'une grise, l'autre blanche, qui dans le cerveau sont repliées ensemble sur elles-mêmes, de façon qu'étant déployées elles présenteraient une très grande étendue. Dans le cervelet, on rencontre un grand nombre de lames distinctes superposées et réunies entre elles par des espèces de conducteurs comme les deux éléments d'une pile galvanique. On remarque aussi que les nerfs sont formés de filets non interrompus depuis le cerveau ou la moelle épinière jusqu'au lieu de leur destination, et que ces filets sont généralement enveloppés d'une matière grasse propre à les isoler complétement entre eux et les parties voisines; ce qui donne à ces conducteurs nerveux beaucoup de ressemblance avec les fils métalliques recouverts de soie, dont on fait si souvent usage pour conduire sans déperdition l'électricité d'un lieu dans un autre. La réunion des os vertébraux, entre lesquels on remarque des cartilages qui sont fixés entre eux par des ligaments, constituent un ensemble admirable qui rend encore plus frappante l'analogie qui semble exister entre la pile galvanique et l'appareil nerveux.

Nous diviserons ce chapitre en deux paragraphes, dont l'un sera consacré à l'étude de l'action électrique sur l'homme dans l'état de santé, et l'autre traitera de l'influence de cet agent physique sur l'homme malade.

§ Iᵉʳ. *Action de l'électricité sur l'homme dans l'état de santé.* — Les premières expériences qui furent entreprises après la découverte de l'électricité pour étudier son action sur le corps de l'homme conduisirent à des résultats qui excitèrent au plus haut point l'attention des physiciens et des physiologistes, car on croyait non seulement avoir découvert le principe de la vie, mais encore on se figurait pouvoir la donner aux êtres qui l'avaient perdue.

Malheureusement les tentatives que l'on a faites depuis, dans ce but, n'ont pas répondu à de si belles espérances; cependant ce que l'on a appris au sujet de l'influence de l'électricité artificielle n'en est pas moins digne du plus vif intérêt.

Bien que les divers moyens à l'aide desquels on se procure artificiellement l'électricité donnent toujours un fluide identique dans sa nature, l'électricité administrée soit par la machine électrique, soit par la pile galvanique, soit par la bouteille de Leyde, diffère souvent dans ses résultats, en ce que dans le premier cas son action est plus énergique ; que dans le second elle est plus lente et plus soutenue, et que les personnes qui sont soumises à l'action de la bouteille de Leyde éprouvent des secousses plus vives et plus brusques. Le galvanisme d'ailleurs semble porter son action plus particulièrement sur les organes de la vie de nutrition, tandis que l'électricité de la machine paraît agir sur les organes de la vie de relation. La première offre la plus grande analogie dans ses effets avec l'électricité de la pile galvanique, tandis que la seconde, c'est-à-dire celle que l'on obtient par la machine, offre plus d'analogie avec l'électricité atmosphérique. Dans tous les cas, les deux électricités portent leur action spécialement sur le système nerveux.

Lorsqu'on soumet un individu à l'action de l'électricité, il en ressent des effets bien différents selon qu'il est ou non isolé. L'isolement, comme nous l'avons dit, s'opère en plaçant le sujet de l'expérience sur un tabouret supporté par quatre ou six pieds en verre, ou de toute autre substance non conductrice, que l'on recouvrira au moyen d'une ou de plusieurs couches de vernis à la gomme-laque. Lorsque l'individu est mis en contact avec le conducteur d'une machine en action sans être isolé, aucun phénomène

sensible ne se manifestera qui soit appréciable à
l'observateur ou au sujet de l'expérience. Le
fluide électrique traverse son corps, qui est conducteur, sans secousse aucune pour se rendre
dans le sein du globe terrestre. Si, au contraire,
le sujet est isolé, l'électricité s'accumule chez lui,
les cheveux se redressent, et à l'approche d'un
excitateur, on tire de la surface de son corps des
étincelles lumineuses. Tels sont les phénomènes
qui se manifestent avec une faible tension électrique ; mais si la charge est plus puissante et l'action plus soutenue, les effets alors sont plus sensibles et peuvent même porter atteinte à la structure de nos organes.

Tous les tissus organiques de l'économie sont
susceptibles d'être plus ou moins impressionnés
par le fluide électrique. Mais le système musculaire est celui de tous qui en ressent le plus vivement l'influence, ou plutôt celui qui en manifeste le plus les atteintes ; mais on est en droit
de se demander si c'est sur les nerfs des muscles ou sur la fibre musculaire elle-même que
s'opère la première influence électrique ? Galvani, en faisant ses premières expériences sur
l'irritabilité nerveuse, remarqua qu'une gre-
nouille qu'il avait suspendue par la colonne vertébrale à un crochet en cuivre manifestait des
mouvements spasmodiques quand les muscles de

l'animal étaient mis en contact avec un autre métal que le cuivre. Il crut voir dans ce mouvement
la preuve de l'existence d'un fluide nerveux qu'il
comparait au fluide électrique. Galvani expliquait la théorie de ce mouvement d'une manière
très satisfaisante : il pensait que le muscle était
le siége de deux électricités; la surface extérieure
de cet organe se trouvait électrisée positivement
et l'intérieure négativement; les nerfs ne faisaient
que l'office de conducteurs; le fluide positif passait dans l'intérieur du muscle, d'abord dans le
nerf, puis dans l'axe excitateur, et ce dernier le
transmettait à la surface extérieure du muscle,
et le mouvement d'attraction et de répulsion
électrique constituait la cause de la contraction
musculaire. Volta renversa cette théorie en dé-
montrant que l'électricité n'était pas produite
par les muscles, mais bien par le contact de deux
métaux, que l'animal n'éprouvait de convulsions
que par la communication que ses organes éta-
blissaient entre deux électricités positive et négative développées par le contact de deux substances métalliques. Il posa en principe que deux
corps *hétérogènes quelconques* produisaient la
décomposition du fluide naturel, et que les métaux possédaient cette faculté au suprême degré.

Lorsqu'on met un individu isolé en rapport avec
le conducteur d'une machine électrique en ac-

tion, le fluide s'accumule chez lui comme sur le reste de l'appareil, mais il n'en ressent qu'une influence générale insignifiante, ordinairement caractérisée par la transpiration de la peau et l'accélération du pouls. Si le même individu non isolé présente une partie de son corps à un conducteur de la même machine électrique, il se produit, sur le point de la peau frappé, des étincelles avec un picotement douloureux, et si l'appareil est d'une certaine puissance, ces premiers phénomènes sont suivis de contractions des fibres musculaires sous-jacentes, offrant la plus grande analogie avec celles qui se *manifestent spontanément ou dont les causes restent ignorées dans différentes affections convulsives*, ou qu'on provoque au moyen de la strychnine. Le même phénomène a lieu lorsque l'individu étant isolé et saturé d'électricité, on présente à quelque point de la surface cutanée un conducteur terminé en boule. Dans les deux cas le courant électrique est énergique et soutenu, la peau devient rouge, douloureuse, elle s'échauffe et devient le siége d'une inflammation qui s'étend en rayonnant et pourrait aller jusqu'à la mortification si l'action électrique était trop longtemps continuée.

L'électricité dans ce cas agit comme le calorique, c'est encore un nouveau point d'analogie qui existe entre ces deux agents physiques.

L'électrisation au moyen de la bouteille de Leyde s'effectue par des décharges successives et graduées à volonté; il se produit au moment du contact une commotion qu'il est difficile de se figurer quand on ne l'a pas ressentie. Cette commotion, lorsqu'elle est légère, se propage le long du bras jusqu'à la poitrine qu'elle comprime douloureusement; lorsqu'elle est très énergique, elle peut produire de grands accidents, comme on l'a constaté sur des animaux qu'une décharge électrique a foudroyés. On ne trouve chez les animaux ni chez les hommes frappés de la foudre aucune lésion d'organes qui puisse rendre compte de la mort. Cependant le docteur Andrieux, qui s'est occupé avec beaucoup de talent de l'électricité médicale, a trouvé des déchirures du cerveau chez les animaux qu'il avait tués par de fortes décharges électriques.

« Les phénomènes produits par la pile galva-
» nique, disent MM. Andral et Ratier, bien qu'a-
» nalogues à ceux de la machine électrique,
» offrent quelques particularités qui ne sont pas
» à négliger. Si l'on applique sur la peau saine et
» préalablement humectée le conducteur zinc
» d'une pile galvanique, le pôle cuivre étant posé
» à une distance plus ou moins considérable, il y
» détermine une sensation douloureuse de chaleur
» et de piqûre, et la partie qui se trouve en con-

» tact immédiat avec le conducteur devient le
» siége d'une inflammation qui s'avance avec ra-
» pidité jusqu'à la gangrène. L'escarre qui se forme
» alors est plus ou moins étendue, suivant la du-
» rée de l'application, la forme de la pile, etc.
» Lorsqu'au contraire on dirige l'action du gal-
» vanisme sur une surface exhalante naturelle ou
» accidentelle, sur une plaie, par exemple, on
» voit la sécrétion purulente s'y opérer d'une ma-
» nière très active. D'ailleurs, le contact prolongé
» amène, comme à la peau, la désorganisation
» des tissus. Des expériences que nous avons été
» à même de faire nous ont permis de constater
» un fait important et de rectifier une erreur
» échappée à un savant observateur. M. de Hum-
» boldt avait avancé que les produits des sécré-
» tions, ainsi accrus, acquéraient des propriétés
» irritantes. Il avait observé sur lui-même, en
» effet, que la plaie d'un vésicatoire, mise dans
» un cercle galvanique, laissait couler une séro-
» sité tellement âcre et corrosive, qu'elle enflam-
» mait toute la partie sur laquelle elle passait.
» En administrant le galvanisme à une malade
» affectée de paralysie, et qui avait au dos plu-
» sieurs plaies de moxa en suppuration, nous
» avons vu la sérosité qui était sécrétée sous l'in-
» fluence de cet agent, rougir et enflammer les
» parties sur lesquelles elle coulait. Cependant

» cette sérosité n'avait pas de propriétés irri-
» tantes ; *elle n'agissait comme rubéfiante que
» sur la peau des assistants, où nous l'appliquâ-
» mes à plusieurs reprises.* Ayant observé de plus
» que l'eau dont nous humections la peau saine
» formait également une traînée douloureuse et
» inflammatoire, nous fûmes conduits à conclure
» que les liquides n'avaient pas de propriétés
» spéciales, que seulement ils étendaient la sphère
» d'activité du galvanisme, et s'éparpillaient, en
» quelque sorte, comme la flanelle qu'on applique
» sur la peau lorsqu'on administre l'électricité par
» frictions.

» Nous avons vérifié ce fait en répétant l'expé-
» rience, et en la variant de plusieurs manières ;
» tantôt en dirigeant le conducteur sur la peau
» humectée d'eau pure ou d'eau acidulée,
» que nous étendions de manière à former di-
» verses figures ; tantôt en l'appliquant sur des
» plaies de vésicatoires, de cautères ou de
» moxas. Nous ne nous sommes pas bornés à ap-
» pliquer sur la peau saine la sérosité puriforme
» recueillie à leur surface, nous l'avons introduite
» sous l'épiderme avec une lancette : le tout sans
» aucun résultat. » (*Dictionnaire de médecine et
de chirurgie pratiques*, t. VII, p. 5.)

Lorsqu'on applique les conducteurs de la pile
galvanique sur chaque tempe, il se produit dans

tout le crâne une secousse douloureuse, un éclair brille aux yeux du sujet de l'expérience ; les muscles de la face éprouvent des contractions convulsives. En mettant les deux pôles sur les joues, on sent, au moment du contact, une saveur acide très prononcée, et un spasme de tous les muscles voisins. En plaçant un conducteur de la pile dans la bouche, et l'autre dans l'anus, il se produit un mouvement péristaltique extraordinaire du canal intestinal, qui se débarrasse des matières qu'il contient. Enfin, si l'on fait communiquer la branche nerveuse du pneumo-gastrique avec un des pôles de la pile, et la région de l'estomac avec l'autre pôle, la digestion s'exerce sous l'influence galvanique, à peu près de la même manière que sous l'influence nerveuse. Lorsqu'on dirige les conducteurs sur les attaches du diaphragme, il se manifeste des contractions brusques de ce muscle avec menace de suffocation telle, qu'il y aurait du danger à continuer l'expérience. MM. Andral et Ratier ont fait des épreuves sur eux-mêmes, et ont démontré que, lorsqu'on dirige sur le cœur l'action du galvanisme, ils ont éprouvé de l'accélération et de l'irrégularité dans les mouvements de l'organe. Une personne qui prend de chaque main un des conducteurs de la pile galvanique, éprouve, dans les muscles supérieurs de la poitrine, si l'arc comprend un assez grand nombre

de cercles, des secousses et des contractions musculaires. On observe de semblables phénomènes si
on excite par les mêmes moyens la moelle épinière, les troncs nerveux, dont les divisions en
reçoivent également toute l'impression. On trouve
encore dans la nature des humeurs sécrétées par
les organes de l'économie animale, une singulière
analogie avec les phénomènes de décomposition
que le fluide galvanique opère dans les corps composés. Ainsi ces humeurs sont alcalines ou acides,
celles dites excrémentitielles, qui sont acides,
sont destinées à être rejetées au dehors, la matière
de la transpiration et les urines sont dans ce
cas; la bile, la salive au contraire, qui sont alcalines, doivent rester dans l'économie, pour y con-
courir à quelques fonctions.

Pour concevoir comment la nutrition et les sécrétions peuvent s'opérer dans l'intérieur des
organes, on a fait l'expérience suivante. Si l'on
prend un petit tube de verre, qu'on le ferme par
un bout avec une membrane mince, qu'on le
remplisse d'une dissolution de sel marin, et qu'on
le pose sur une plaque métallique, en faisant
communiquer cette plaque et le liquide que contient le tube avec un élément galvanique, il se
développe de l'alcali dans l'intérieur du tube, et
l'on trouve sur la plaque métallique une liqueur
acide. Ainsi la décomposition du sel a eu lieu, la

séparation s'est opérée à travers la membrane qui n'aurait pas laissé transsuder la liqueur saline non décomposée.

On lit dans la *Gazette médicale*, t. XII, p. 597. « Les physiciens, disent MM. Longet et Matteucci, ont étudié jusqu'à présent l'action du courant électrique, spécialement sur les nerfs lombaires et sciatiques des animaux, c'est-à-dire sur des cordons nerveux que les anatomistes appellent *mixtes*, parce qu'ils sont composés sous une même enveloppe de fibres, dont les uns conduisent les impressions et les autres le principe de la contraction musculaire.

» La découverte fondamentale de Ch. Bell, sur les fonctions différentes des faisceaux de la moelle épinière et des racines des nerfs *rachidiens*, a conduit MM. Matteucci et Longet à rechercher si cette loi était applicable ou non à de prétendus systèmes nerveux dont l'action n'est que centrifuge ou exclusivement motrice. Voici les conclusions de cet important travail :

» 1° L'influence du courant électrique diffère notablement quand elle s'exerce sur les nerfs exclusivement *moteurs*, dont l'action n'est que centrifuge, ou sur les nerfs *mixtes*, dont l'action est à la fois centrifuge et centripète.

» 2° Les premiers excitent la contraction musculaire, seulement au commencement du coutact *inverse* et à l'interruption des courants *directs*; tandis que les seconds ne les font apparaître qu'au commencement du courant direct, et à l'interruption du courant inverse.

» 3° Les faisceaux antérieurs de la moelle épinière se comportent, avec les courants directs, à la manière des nerfs simplement moteurs.

» 4° Cette action différente et remarquable des courants électriques sur les nerfs seulement moteurs, ou à la fois moteurs et sensitifs, nous paraît devoir fournir un moyen sûr pour distinguer les nerfs les uns des autres, et pour servir par conséquent à décider une question qui divise encore aujourd'hui les physiologistes; celle de savoir s'il existe ou non des nerfs *mixtes* dès leur origine. »

Le fluide galvanique exerce encore sur l'organisation animale les actions les plus étonnantes. Ainsi une pile, entre les pôles de laquelle on établit une communication au travers du corps humain, produit des commotions plus ou moins fortes, suivant le nombre des couples dont elle se compose, et qui peuvent, au-delà de 40 à 50 éléments, être assez violentes pour occasionner des accidents. Le courant qui s'établit ainsi dans les membres du corps humain produit des mouvements insolites ainsi que dans les vaisseaux et les fluides qu'ils contiennent.

Les expériences d'Aldini et du docteur Ure
sur des animaux et des hommes qui semblaient
reprendre la vie sous l'influence de l'électricité
ne sont pas moins extraordinaires. On a vu un
homme mort depuis trois quarts d'heure, après
avoir été soumis à l'action du fluide galvanique,
exécuter les mouvements musculaires les plus
violents, les convulsions les plus effrayantes, les
yeux ouverts et menaçants, le rire et la fureur
contrastant sur la même face; la respiration ré-
tablie, tout donnait l'espérance de le rappeler à
la vie, si la grande quantité de sang qu'il avait
perdue ne se fût opposée à cet heureux résultat.
En 1818, étant à l'hôpital militaire d'instruction
de Lille, je fis de semblables expériences sur un
homme récemment supplicié, et j'acquis par moi-
même la certitude de la puissance du fluide galvanique dirigé sur les muscles des membres inférieurs, dont la violence des contractions releva
un instant les jambes sur les cuisses et celles-ci
sur le tronc. Les deux pôles de la pile furent
également appliqués sur les intestins dont les
mouvements péristaltiques furent considérablement accrus. Le galvanisme fut aussi dirigé sur
les muscles de la mâchoire inférieure du même
supplicié, et j'obtins des contractions tellement
violentes que la lame d'un couteau placée entre
les deux mâchoires fut brisée par la force avec

laquelle le rapprochement des deux arcades dentaires eut lieu.

Les résultats des expériences de ce genre sont d'autant plus sensibles, que l'excitation galvanique est faite pendant les instants les plus rapprochés de la mort, car plus on s'en éloigne, plus aussi le fluide perd de sa puissance.

Si toutes ces analogies ne sont pas suffisantes pour autoriser à conclure que le fluide nerveux est identique au fluide galvanique, elles sont au moins de nature à éveiller l'attention d'une manière très sérieuse des physiologistes et des physiciens. D'ailleurs nous allons voir l'opinion des physiologistes relative à l'action de l'électricité sur les parties solides et liquides de l'organisme, que j'extrais de l'excellent ouvrage de physiologie, par Burdach, traduit en français, par M. E. Jourdan.

Le magnétisme n'agit que dans l'espace, et ne produit par lui-même que du mouvement; l'électricité pénètre plus profondément, et détermine en outre des changements de combinaison, ainsi qu'un dégagement de chaleur et de lumière. Elle représente l'acte par lequel le dynamisme pur passe à l'état de force chimique, et la force se fixe en une existence matérielle déterminée. D'après cela, l'électricité ne peut pas manquer de se trouver dans l'organisme, bien qu'elle s'y présente modifiée d'une manière spéciale. Elle n'apparaît qu'à l'occasion du rapprochement, du contact ou de la pression naturelle de deux corps, dont la substance, la configuration de la surface, le degré de cohésion, la température et la couleur diffèrent, bien qu'ils aient une certaine affinité l'un avec l'autre. L'électricité se manifeste surtout quand les substances affinées tendent à contracter ensemble une combinaison chimique, à la réalisation de laquelle elle s'éteint. Or, ces conditions existent dans l'organisme, où partout on voit des substances diverses entrer en contact les unes avec les autres, le liquide et le solide alterner ensemble, et différentes parties élémentaires se mêler et s'entremêler de mille façons. Plus un tissu renferme d'éléments divers, et plus sa vitalité est énergique. Aussi l'organisme présente-t-il des effets analogues aux phénomènes de l'électricité, propagation du mode d'activité, mouvement, changement de composition, dégagement de chaleur et de lumière. L'image de l'électricité se réalise dans le conflit organique; et, par exemple, nous avons expliqué la génération sexuelle, ainsi que la circulation par des organes situés en dehors d'elles. Mais l'opinion de Ritter, et celle de Reinbold, de Autenrieth Prochaska, et celle d'Hartmann, sont que la modalité de la vie, en général, consiste en une opération électrique galvanique. Suivant Pouillet, l'accroissement des jeunes plantes, pendant lequel il se forme de l'acide carbonique, est accompagné d'un dégagement d'électricité, positive dans le gaz, négative dans le vase qui renferme le végétal.

Pfaff a presque toujours rencontré dans le corps humain de l'électricité libre, qui est positive en général. Elle s'est montrée plus forte chez les personnes vives, pendant la soirée, et après l'usage de boissons spiritueuses.

Peu sensible dans quelques circonstances, l'électricité devient quelquefois si intense, qu'elle se manifeste par des crépitations et des étincelles, quand le sujet dépouille ses vêtements ou passe un peigne dans ses cheveux. Ce phénomène a lieu principalement par un temps serein, sec et froid, et paraît dépendre de l'état individuel de la vie. Quand on frotte à rebrousse poil des chiens, des chats, des chevaux, on voit aussi parfois des étincelles jaillir, tandis que la peau de ces animaux ne donne aucun signe d'électricité qu'après avoir été frottée pendant un temps plus ou moins long. M. Devergie pense que dans certains cas de combustion spontanée, dans lesquels des hommes ont été pendant leur sommeil convertis en cendres et en charbon gras, que l'électricité, surtout après l'usage de liqueurs spiritueuses, peut être la cause de ces incendies. Ce qui semblerait donner de la créance à cette conjecture, c'est qu'on connaît plusieurs exemples d'hommes sur les vêtements desquels on a remarqué une flamme difficile à éteindre qui s'était manifestée spontanément et loin de tout corps en ignition.

On assure que le sang veineux et celui des personnes malades possèdent une électricité qui n'est pas la même dans le sang artériel et chez les sujets bien portants; que le noyau de chaque globule du sang, suivant Dutrochet, possède l'électricité négative, et l'enveloppe l'électricité positive; que la matière colorante du sang, suivant Gusserow, et la fibrine sont des corps neutres, mais que la première est plus électro-positive que l'autre, et que ces deux substances sont trop rapprochées l'une de l'autre pour ne pas éprouver une combinaison chimique, et par suite de l'électricité. Selon Hornbeck et Dutrochet, le sang soumis à l'action de la pile galvanique, les globules rouges étaient attirés par le pôle négatif, que la fibrine ainsi que les globules incolores se portaient vers le pôle positif, et que le sérum se tenait à l'équateur, c'est-à-dire au point intermédiaire aux deux pôles. Une commotion modérée accroît l'action galvanique entre les muscles et les nerfs, comme l'a démontré M. de Humboldt; il serait possible que l'impulsion du cœur eût le même effet, d'après les conjectures de Berres ; le sang développerait de l'électricité lorsqu'il est en contact avec les vaisseaux capillaires (1).

Suivant Becquerel, l'endosmose qui s'opère sous l'influence de l'électricité dépend de la présence de deux liquides hétérogènes séparés par une membrane animale, agissant l'un sur l'autre ; il se dégage de l'électricité, après quoi a lieu la pénétration qui est accompagnée d'un changement de composition, ce qui prouve que l'électricité joue un rôle important dans les fonctions nutritives et sanitaires. Edwards considère les réactions acides et alcalines comme des effets de la décomposition galvanique du sang ; Eberle attribue la formation de l'acide du suc gastrique à la polarité galvanique de l'osmazome et de l'albumine du sang qui, par leur action réciproque, décomposent le sel neutre et mettent l'acide en liberté.

Berthold et Weber ont prouvé que l'opposition électrique que Donné disait avoir observée entre la peau et la membrane muqueuse, tient uniquement à l'inégalité de température. Une aiguille d'acier, enfoncée dans le bras, et mise en rapport, suivant Pouillet, avec un fil de fer tenu dans

(1) Nous avons prouvé il y a plusieurs années que le sang de ce système différait essentiellement du sang veineux et du sang artériel.

la bouche, l'aiguille aimantée oscillait; mais que ce phénomène est nul lorsque le fil était de platine, d'or ou d'argent; par conséquent le phénomène électrique devait se rapporter à l'oxidation du fer. Cette expérience et celle de Persoz démontrent qu'il est difficile de constater la présence de l'électricité dans le corps humain à l'aide du multiplicateur. Il ne faut cependant pas considérer ces expériences négatives comme décisives, car Gusserow fait remarquer que la grande facilité avec laquelle la substance animale se décompose dépend de la faiblesse des affinités chimiques qui en retiennent les éléments combinés, et que par conséquent l'électricité ne peut pas avoir beaucoup d'intensité dans l'organisme animal.

L'excitation d'une électricité libre, est le résultat de l'organisation même chez certains animaux; elle est quelquefois assez forte pour leur servir d'arme offensive et défensive. Plusieurs poissons, et principalement les torpilles et l'anguille de Surinam, ont des organes spéciaux qui consistent en des prismes tendineux à cloisons transversales, avec de nombreux vaisseaux sanguins et des nerfs qui proviennent de la cinquième ou de la dixième paire cérébrale, ou des nerfs rachidiens et même du grand sympathique. Un liquide gras albumineux, contenu dans les cellules, donne à cet appareil organique la plus grande analogie avec la pile galvanique. Le sang ni le cœur de ces animaux ne paraissent prendre aucune part au phénomène de la torpille. Les décharges sont subordonnées à la volonté de l'animal et cessent de se manifester dès que l'on coupe les nerfs ou les lobes postérieurs du cerveau.

Cependant, lorsqu'on excite avec l'électricité artificielle, soit les nerfs coupés, soit après la mort, sur le cerveau dont la communication par le moyen des nerfs existe encore avec l'organe électrique, on produit des secousses assez sensibles. Les sensations que l'électricité animale fait éprouver diffèrent, suivant Humboldt, de celles qu'excite l'électricité artificielle ; l'organe, malgré la force de ses commotions, donne rarement lieu à des étincelles crépitantes ; on n'observe pas non plus les phénomènes d'attraction et de répulsion : et il n'agit pas sur l'électromètre comme les autres corps électriques. D'après cela, il semblerait que l'électricité organique ne ressemble pas entièrement à l'électricité que j'appellerai inorganique, soit artificielle, soit naturelle, et qu'on ne doit pas regarder comme sérieuses les expériences dans lesquelles le corps humain n'a montré aucun des caractères qui signalent ordinairement les caractères de l'électricité générale.

En admettant, dit Burdach, que la modalité du conflit organique est électrique, nous sommes fort éloigné de regarder l'électricité comme la cause de la vie. Elle suppose déjà une différence et une pluralité de tissus qui sont un produit de cette dernière ; elle donne les actions considérées une à une, mais il faut une autre force pour lier ces actions ensemble de manière à en faire sortir l'unité des fonctions de la vie générale. Si après l'extinction de la vie générale, un reste de vie se maintient dans le cadavre, ce reste montre encore des phénomènes électriques : une fois les nerfs et les muscles morts, l'électrisation ne produit plus aucun mouvement en eux, et il n'y a point de décharge électrique qui soit en état de ranimer un cadavre. L'électricité n'est donc point le principe de la vie ; c'est seulement une forme sous laquelle le principe se manifeste, une forme d'activité que l'organisme possède en commun avec les corps inorganiques, mais à laquelle néanmoins il imprime une modification particulière.

§ II. *Action de l'électricité sur l'homme malade.* — L'homme travaille sans cesse à accroître son bien-être et à prolonger son existence; aussi à peine avait-on découvert les lois et les théories de l'électricité, qu'on s'empressa à les utiliser pour nous préserver de la foudre. C'est ainsi que l'illustre Franklin inventa le paratonnerre, à l'aide duquel il est parvenu à diriger le fluide électrique qui constitue le tonnerre dans le sein de la terre, en le soustrayant ainsi aux nuages dont la rencon-

tre forme les orages. On connaît les services éminents que ce savant physicien a rendus à la science
et à l'humanité.

L'espèce d'analogie qui existe entre l'électricité
et le fluide nerveux attira l'attention des physiologistes et des médecins. Des expériences nombreuses furent faites soit sur les animaux, soit sur
l'homme malade, et les résultats de ses premiers
essais furent en faveur de l'électricité, que l'on
considéra dès lors comme devant occuper un rang
très important en thérapeutique.

Cependant, comme cela arrive toujours à tous
les remèdes dont on veut trop exalter la valeur
ou dont on a trop vanté le mérite, l'électricité,
comme moyen thérapeutique, est tombée dans
une espèce de discrédit qui a beaucoup altéré son
antique réputation. Quoi qu'il en soit, nous pensons que le fluide électrique, employé avec dis-
cernement, peut rendre des services à la pratique
médicale, lorsqu'il s'agit surtout de modifier les
lésions de certains organes, principalement ceux
dont les fonctions sont sous la dépendance plus
directe du système nerveux.

Le frottement et le contact sont les moyens à
l'aide desquels on se procure l'électricité à l'usage
médicinal; la machine électrique et la pile voltaïque en sont les appareils producteurs. La bouteille de Leyde est plus particulièrement employée

pour transporter le fluide électrique, et le diriger à volonté sur telle ou telle partie de l'économie.

L'électricité est administrée de différentes manières, mais celles dont on se sert le plus ordinairement sont le bain électrique, l'électrisation par les pointes, par friction, par l'électro ou galvano-puncture et par l'électro-magnétisme.

L'électrisation par bain consiste à placer le malade sur un tabouret isolé, et à le mettre en communication avec un conducteur de la machine électrique en mouvement. Au bout de quelques instants l'électricité s'accumule, les cheveux du malade se hérissent à l'approche d'un excitateur, et on peut tirer des étincelles de toutes les parties de son corps. On observe en outre une légère transpiration et l'accélération du pouls. Lorsqu'on opère sur un individu non isolé, le fluide électrique traverse son corps pour se rendre dans le globe terrestre sans qu'on observe aucune autre modification appréciable.

L'électrisation par étincelles s'opère en présentant un conducteur à la partie sur laquelle on veut agir d'un individu isolé ou non, en ayant soin de graduer l'énergie du jet électrique au moyen de l'électromètre. Les phénomènes produits par ce mode d'électrisation sont plus circonscrits, mais plus énergiques

L'électricité lancée par des pointes est employée
toutes les fois qu'on veut produire sur des parties
délicates une impression moins vive : cette électrisation s'opère au moyen de pointes métalliques
ou bien en bois vernissé. Les premières produisent sur les parties la sensation d'un souffle très
léger, tandis que les pointes en bois vernissé produisent un picotement de la partie sur laquelle
le jet électrique est dirigé.

L'électrisation par frictions s'opère en pro-
menant le conducteur de la machine électrique
sur les parties sur lesquelles on aura préalablement appliqué une flanelle. Le contact du courant électrique sera plus prolongé sur les surfaces
qu'on aura jugées devoir subir plus longtemps
l'influence du fluide électrique. Le courant sera,
au contraire, moins longtemps prolongé lorsque
la surface vivante est trop impressionnable; et
qu'on voudra étendre et disséminer le courant
électrique au moyen d'une brosse métallique.

L'administration de l'électricité, au moyen de
l'électro-puncture, a pour objet de porter le fluide
électrique dans la profondeur des organes au
moyen de pointes métalliques ou de l'aiguille ja-
ponaise. M. Berlioz, en 1810, avait proposé de
charger de fluide électrique les aiguilles fixées
profondément dans les parties malades. Plus tard,
MM. Sarlandière et Cloquet ont employé ce

moyen dans les douleurs névralgiques et rhumatismales avec un égal succès, quoique la théorie
de leur méthode diffère en quelques points.
M. Sarlandière enfonce l'aiguille dans les parties
malades, et la met en contact avec une machine
électrique, et porte ainsi le fluide électrique jusqu'au centre des tissus, afin d'y provoquer la
modification favorable qu'il cherche à obtenir.
M. Cloquet, au contraire, qui pense qu'un excès
d'électricité est la cause de la maladie, a fait pénétrer dans les parties malades une aiguille fine,
terminée par une chainette, afin de transmettre
au réservoir commun l'excès de l'électricité qui
serait la cause de la maladie.

Le monde médical est frappé en ce moment
des résultats très remarquables que M. Pétrequin,
chirurgien en chef de l'Hôtel-Dieu de Lyon, vient
d'obtenir tout récemment avec le galvano-puncture dans le traitement des anévrismes.

M. Leroy d'Étiolles a démontré, par des expériences intéressantes, qu'en dirigeant un courant
galvanique sur des aiguilles implantées vers les
attaches du diaphragme, de manière à exciter les
contractions de ce muscle, on pouvait dissiper
les accidents de l'asphyxie. Voici ce que dit ce
savant et laborieux médecin sur ce sujet, dans
son *Recueil de lettres et mémoires adressés à
l'Académie des sciences en* 1844.

« Dans une de ses dernières séances, l'Académie a reçu un mémoire dans lequel M. Schuster s'attribue l'idée de la plupart des applications de l'électro-puncture au traitement des maladies qui affligent l'humanité. Je ne puis croire que l'auteur ignore à ce point ce qui est connu de tout le monde, et je serais tenté de supposer, d'après l'instant choisi pour cette communication, qu'elle n'a pas été faite uniquement dans son intérêt. Quoi qu'il en soit de cette supposition, je réclame, pour ma part, l'idée première de l'application de l'électro-puncture : 1° au traitement des épanchements et collections de liquide dans les cavités du corps ; 2° au traitement des hernies étranglées et des étranglements internes ; 3° au traitement des anévrismes, en coagulant le sang stagnant entre *deux points* comprimés ; 4° au traitement de l'asphyxie, en dirigeant le courant sur le diaphragme ; 5° au traitement des rétentions d'urine par engorgement de la prostate et par certains rétrécissements.

« M. Magendie invoquera, si bon lui semble, l'application aux névralgies, MM. Becquerel et Breschet, l'application aux tumeurs squirrheuses ; M. Récamier, celle du même moyen aux abcès de l'ovaire ; lorsque chacun aura repris son bien, il restera bien peu de chose à M. Schuster. »

Plus loin, l'auteur continue : « Les phénomènes

physiologiques de l'électro-puncture sont dignes d'intérêt ; on voit, en effet, le passage à travers les membranes avoir lieu suivant la direction donnée au courant, et continuer dans cette direction longtemps après la cessation de cette excitation. Ce n'est pas ici un phénomène d'exosmose, puisque le liquide n'existe qu'à l'intérieur de la membrane; il faut cependant excepter les cas d'hydropisie enkystée de l'ovaire, avec ascite; là, deux liquides de densité différente se trouvent séparés par une membrane, et le passage, d'après les lois de l'endosmose décrites par M. Dutrochet, doit avoir lieu, sans l'intervention de l'électricité, de la cavité du péritoine dans le kyste ovarique, puisqu'il contient le liquide plus dense. »

Dans un post-scriptum, M. Leroy d'Étiolles annonce que « M. Schuster a écrit à l'Académie, dans la séance du 27 février 1843, que son intention n'avait pas été de s'attribuer les idées premières des diverses applications de l'électro-puncture, dont il avait parlé dans son mémoire, mais seulement de faire connaître les bons effets qu'il en a retirés; à ce titre, je ne puis que voir avec plaisir le travail de M. Schuster, et applaudir aux développements qu'il pourra lui donner. » (P. 208.)

Il serait peut-être convenable, dans l'intérêt de la justice et de la vérité, de suivre l'exemple de

M. Leroy, d'en appeler à l'attention publique toutes les fois qu'un auteur publie comme siennes des idées qui ne lui appartiennent pas ; il en est même, et cela sans doute pour mieux donner le change, qui dédaignent de citer le nom des auteurs qui les ont précédés dans la publication de faits dont ils prétendent s'arroger exclusivement tout le mérite.

D'un autre côté, M. le docteur Pravaz pense que le galvanisme est le meilleur moyen de cautériser les plaies envenimées. Ce procédé, en effet, a l'avantage sur les autres caustiques, en ce que son action est plus profonde, et que l'on peut, non seulement opérer la désorganisation des parties lésées, mais encore on parvient à décomposer le plus souvent la matière vénéneuse, en introduisant sous une ventouse les deux pôles de la pile galvanique. MM. le docteur Baudelocque et Bermondi ont employé le galvanisme dans les cas d'accouchements difficiles. Pour déterminer d'une manière positive si le fœtus est mort ou vivant dans le sein de la mère, on parvient à cette connaissance en dirigeant les pôles de la pile galvanique sur les parois de la matrice, ou dans son orifice. Pour peu que le fœtus conserve une étincelle de vie, le galvanisme provoquera des mouvements sensibles. Si ce fœtus reste insensible à cette stimulation, il est permis de croire, il est même certain qu'on n'a plus affaire qu'à un cadavre.

M. le docteur Andrieux, qui s'est livré à la pratique de l'électricité médicale avec beaucoup de talent, a fait connaître les effets de cet agent sur l'économie animale dans l'état sain, et quelles applications on en pouvait faire au traitement des maladies. MM. Andral et Ratier terminent leur excellent article *Électricité*, du *Dictionnaire de médecine et de chirurgie pratiques*, par un résumé succinct, et sous forme de propositions, des travaux de M. le docteur Andrieux, et que nous croyons devoir transcrire en entier :

« 1° Dans l'état actuel de nos connaissances, l'électricité produite par différents appareils peut être introduite dans le domaine de la thérapeutique, non pas comme un moyen spécifique applicable à tous les cas sans distinction, mais comme un agent physique extrêmement puissant, dont les effets peuvent être prévus, calculés, modifiés et dirigés avec plus de facilité et de précision que ne le peuvent être la plupart des médicaments connus, et avec lequel on peut susciter dans l'économie les phénomènes des plus divers, et par conséquent remplir un grand nombre d'indications curatives.

» 2° Mais pour obtenir de semblables résultats, l'électricité doit être administrée d'une tout autre façon qu'elle ne l'a été jusqu'à présent; car la plupart des faits n'ont été qu'entrevus, mal appréciés, mal décrits.

» 3° La perfection des appareils est de la plus
haute importance. En effet, les moindres circonstances suffisent pour faire varier les résultats
d'une manière extraordinaire; aussi ne peut-on
se promettre de succès, si l'on ne possède un appareil instrumental complet, et si l'on n'a pas une
grande habitude de le disposer et de le faire agir;
ce qui restreindra toujours beaucoup l'usage de
l'électricité.

» 4° Les appareils employés pour produire ou
plutôt mettre en mouvement l'électricité sont la
machine électrique et la pile galvanique. Il convient de les avoir d'une grande dimension, afin
de pouvoir disposer d'une quantité d'électricité
assez considérable, dans le cas où l'on aurait
affaire à des sujets peu sensibles à l'impulsion de
cet agent; mais ce qui importe surtout, c'est d'a-
voir des moyens de régler et de mesurer l'action
de l'électricité. La physique les fournit à celui qui
sait les chercher; le pendule, le calcul des distances, etc., sont employés, dans ce but, de diverses manières, que nous ne pouvons mentionner ici.

» 5° L'électricité produite par la pile galvanique
paraît être de la même nature que celle dégagée
par la machine, au moins si l'on en juge par les
résultats. Elle produit sur les parties qu'elle touche une stimulation très active, qui semble se

transmettre le long des nerfs, et qui amène des résultats divers, suivant la nature des tissus sur lesquels on la dirige, comme aussi suivant la durée de l'application de l'activité de l'appareil.

» 6° De même que la chaleur, l'électricité peut stimuler les parties ou bien agir chimiquement sur elles et les désorganiser. Ainsi l'on peut par son moyen produire l'irritation de la peau, sa rubéfaction, la vésication et même la mortification plus ou moins étendue.

» 7° Lorsqu'on l'applique aux organes exhalants, on active leurs fonctions, mais sans en modifier les produits. On fait sécréter à volonté les glandes salivaires et lacrymales, le foie et les reins.

» 8° Si l'on agit sur les organes contractiles, on les provoque à fonctionner dans le sens qui leur est propre; ainsi, l'on fait contracter à volonté les muscles; on provoque l'évacuation des substances contenues dans l'estomac et les intestins, en y activant le mouvement péristaltique, ou bien, au contraire, en y provoquant un mouvement opposé. On peut également opérer artificiellement l'expulsion de l'urine en dirigeant le conducteur sur les parois de la vessie.

» 9° On a pu même, dans quelques cas, en dirigeant l'électricité sur l'utérus, y provoquer une exhalation sanguine.

» 10° Excepté les cas où, le contact des conducteurs ayant été prolongé, il en est résulté une désorganisation des tissus, les effets de l'électricité ont beau être actifs, il ne reste pas de trace dans leur action. Ainsi, après des secousses musculaires, telles que pourrait les produire une forte dose de noix vomique, les sujets des expériences ne conservent aucun souvenir de l'impression qu'ils ont reçue.

» 11° L'électricité peut être dirigée à volonté sur telle ou telle partie, en plaçant les conducteurs sur les principaux troncs nerveux qui s'y rendent, ou bien en y enfonçant des aiguilles, qui deviennent des conducteurs plus directs.

» 12° Tandis qu'un médicament introduit dans l'économie détermine des effets qu'il n'est pas toujours facile de prévoir et de calculer, et surtout qu'il est impossible de borner, lorsqu'ils prennent un développement exagéré, la stimulation électrique peut être portée sur tel ou tel point, y être soutenue et accrue à volonté, y être suspendue à l'instant même. On peut exciter à volonté une partie sans qu'aucune autre participe à l'excitation, ou bien, au contraire, stimuler l'organisme tout entier, en respectant une partie délicate ou malade.

» 13° Il est facile de concevoir les applications rationnelles que l'on peut faire d'un agent qui se montre à la fois si puissant et si docile, si l'on peut s'exprimer ainsi. Outre les divers degrés d'excitation de la peau, qui constituent des moyens d'excitation directe ou révulsive, l'électricité se montrera souvent, suivant le besoin, vomitive, purgative, sialagogue, emménagogue. Quel moyen précieux, dans les cas d'empoisonnement par les narcotiques, pour débarrasser le tube intestinal des matières vénéneuses qu'il renferme, sans exercer sur lui une action souvent nuisible comme les vomitifs! On peut également, dans la paralysie de la vessie, l'employer pour rappeler la tonicité de sa tunique musculaire et remplacer l'évacuation mécanique, par la sonde, à laquelle on est souvent réduit. Et dans cet état analogue de l'estomac, dans ces dyspnées atoniques qui succèdent aux gastrites chroniques, et dans lesquelles les aliments, ne pouvant pas être poussés par l'action péristaltique affaiblie, subissent l'influence des réactions chimiques, un moyen qui fait contracter les faisceaux charnus sans courir le risque de rappeler la phlegmasie de la muqueuse n'est-il pas à tenter? Dans l'asphyxie, l'électricité s'est montrée efficace; elle pourrait l'être dans la paralysie indépendante de lésion organique; et si elle n'a eu que des succès équivoques, cela tient à ce qu'on n'en a pas su tirer le parti dont elle est susceptible. Elle n'a jamais été employée que d'une manière timide et imparfaite.

» 14° Cependant, malgré son étonnante énergie, il s'en faut que l'électricité soit un remède universel. Dans une foule de cas, où son emploi paraissait indiqué, elle est restée absolument inefficace. Toute la puissance de la médecine dans la guérison des maladies est contestable et problématique.

» 15° Il n'y a que les effets immédiats de l'électricité sur lesquels on puisse compter. Avec de bons appareils, et en se maintenant dans les conditions identiques, on peut les prédire à coup sûr, et les reproduire autant de fois qu'on voudra. Reste l'art difficile de les appliquer à la thérapeutique.

» 16° Ici, comme ailleurs, on peut difficilement profiter de l'expérience des auteurs; il est certain que celui qui voudra administrer l'électricité sans s'être familiarisé avec les appareils, et sans en connaître par expérience tous les effets immédiats, s'exposerait à la voir entre ses mains ou stérile ou même devenir dangereuse. »

M. le docteur Golding Bird, dans un rapport sur la valeur de l'électricité dans le traitement des maladies, assure qu'à l'hôpital Guy, dont il a la direction, sur trente-six cas de chorée, trois n'ont été que soulagés, un n'a pas guéri, mais tous les autres ont été complétement guéris au moyen d'étincelles électriques que l'on diri-

geait sur le trajet de la colonne vertébrale tous
les deux jours pendant cinq minutes chaque fois,
et jusqu'à l'apparition de l'éruption papuleuse à
laquelle elles donnent naissance. Il administrait
aussi de temps en temps un purgatif concurremment avec l'électricité. M. Bird ne considère pas
du tout que l'électricité agisse comme spécifique;
il explique son action par l'irritation que déterminent sur la peau et les tissus sous-jacents les
étincelles qui en sont tirées.

Le même moyen a réussi pour combattre la
paralysie lorsqu'elle dépendait du froid, se liait
à un rhumatisme ou à quelque affection fonctionnelle; dans le cas de paralysie partielle, où la
maladie est bornée à une petite partie du membre, souvent même à un seul muscle, dans le cas
où le nerf de la partie n'a reçu qu'une simple
commotion. Sur dix cas de paralysie rhumatismale bien caractérisée, l'électricité dirigée par
les soins de M. Bird a rétabli le mouvement en
très peu de temps. Lorsque les muscles des membres n'étaient pas trop atrophiés par une trop
longue inactivité, sur dix cas de ce genre, cinq
ont complétement guéri, trois ont éprouvé de
l'amélioration et deux n'ont ressenti aucune modification.

Dans ces diverses circonstances l'électricité
était employée en étincelles que l'on tirait de la

partie supérieure de l'épine du dos ou des muscles extenseurs du poignet ou de la main qui étaient paralysés ; le même succès a été obtenu dans deux cas de paralysie hystérique dont on a constaté la guérison au moyen de l'électricité.

Dans les cas d'aménorrhée simple le même auteur a obtenu à l'aide de cet agent physique les plus heureux résultats ; lorsque cette affection est compliquée d'un trouble général dans la santé, ou qu'elle est le résultat d'une chlorose, on ne doit avoir recours à l'électricité qu'après avoir combattu l'affection primitive.

Bien que l'électricité que l'on obtient au moyen du frottement par la machine électrique soit, comme nous l'avons dit, de même nature que celle produite par la pile galvanique, nous devons faire remarquer cependant que la première convient mieux quand il s'agit d'exciter les muscles de la vie de relation. Le galvanisme au contraire est préférable lorsqu'on veut agir sur la sensibilité et sur des organes délicats ou sur les muscles de la vie organique.

Dans cette première partie de ce travail, nous avons recherché la nature et l'origine de l'électricité artificielle, les phénomènes généraux, les lois et les diverses théories des attractions et répulsions électriques. Nous avons donné la description des machines et appareils à l'aide desquels

on se procure dans les laboratoires cet agent physique, pour l'employer aux divers usages physiques, physiologiques et thérapeutiques. Enfin,
nous avons fait connaître l'action de l'électricité
artificielle sur l'économie animale dans l'état de
santé et dans l'état de maladie. Pour ne pas nous
écarter du plan que nous nous sommes tracé, nous
allons passer à l'étude des phénomènes électriques
qui se manifestent dans le grand laboratoire de la
nature; c'est ce qui fait l'objet de la seconde
partie.

SECONDE PARTIE.

ÉTUDE DES PHÉNOMÈNES PRODUITS PAR
L'ÉLECTRICITÉ NATURELLE.

—

Cette partie de l'ouvrage est, comme nous l'avons dit, consacrée à l'étude des phénomènes électriques qui se passent dans le grand laboratoire de la nature. En admettant que l'électricité naturelle est de même nature, et qu'elle est soumise aux mêmes lois que l'électricité artificielle, nous ne nous occuperons que de l'étude sommaire des appareils producteurs de l'électricité et des sources diverses de cet agent physique ; ce qui nous conduira à examiner successivement le globe terrestre d'une part, et l'air atmosphérique de l'autre. Nous ferons connaître d'une manière générale les principales propriétés physiques et chimiques de l'eau et du calorique qui se trouvent universellement répandus dans la nature. Nous étudierons ensuite l'influence de l'électricité sur les différents corps de la nature et sur celui de l'homme en particulier, et nous terminerons par l'histoire de plusieurs observations qui démontrent l'influence de l'isolement sur l'homme, soit en santé, soit en maladie. Comme nous l'avons fait pour la précédente partie, nous diviserons celle-ci en plusieurs chapitres dans l'ordre suivant : 1° considérations générales sur la géographie physique de la terre ; 2° atmosphère ; 3° généralités sur les propriétés physiques et chimiques de l'eau ; 4° sur les propriétés physiques et chimiques du calorique ; 5° sources diverses de l'électricité ; 6° phénomènes électriques qui se passent dans l'atmosphère et au centre de la terre ; 7° action de l'électricité naturelle sur les corps de la nature et sur celui de l'homme en particulier ; 8° histoire de plusieurs observations sur l'effet de l'isolement considéré comme moyen curatif et préservatif de plusieurs maladies.

CHAPITRE PREMIER.

CONSIDÉRATIONS GÉNÉRALES SUR LA GÉOGRAPHIE PHYSIQUE DU GLOBE TERRESTRE.

La géographie naturelle de la terre embrasse la constitution des continents et des îles, la circonscription des mers ou bassins, des volcans, des fleuves, des rivières.

La surface extérieure du globe terrestre est hérissée de loin en loin d'aspérités que nous nommons chaînes de montagnes. A l'exception de quelques plateaux , sensiblement dépourvus d'inégalités saillantes, le reste de la surface de la terre offre çà et là des ondulations, des roches s'élevant au-dessus du sol , des coteaux , des collines , des vallées qui servent de lit aux marais , aux étangs, aux rivières, ainsi qu'à la vaste étendue des mers qui environnent ou séparent les continents.

Le globe terrestre est un corps opaque à peu près sphérique , lancé dans le système solaire , dont il est une planète. La terre tourne autour du soleil dont elle est distante de plus de 34 millions de lieues; elle opère sa révolution autour de cet astre en une année , c'est-à-dire en 365 jours, 5 heures, 45 minutes, 43 secondes. Elle tourne en outre sur elle-même, et la révolution qu'elle opère dans les 24 heures forme le jour. Ce dernier mouvement s'opère au moyen d'un axe qui traverse le globe terrestre dans ses deux parties opposées qu'on nomme les pôles de la terre. L'un de ces pôles est nommé le pôle nord ou arctique; l'autre le pôle sud ou antarctique , vers lesquels la terre est légèrement aplatie.

L'équateur est le cercle de la terre qui la coupe en deux parties égales, et dont la circonférence a une étendue d'environ 8,580 lieues.

Les tropiques sont deux parallèles, limites apparentes pour nous de la marche du soleil.

Celui placé dans le septentrion est nommé le tropique du cancer; le tropique du capricorne ou méridional est situé dans un point opposé.

La marche du soleil entre les tropiques détermine les saisons, qui sont opposées pour les deux hémisphères de la terre, car lorsque l'un de ces hémisphères est en été, l'autre est en hiver; l'élévation et l'abaissement alternatifs et réguliers du soleil sur le plan de l'équateur terrestre produisent les saisons, et, par conséquent, l'inégalité des jours et des nuits qui représentent dans les 24 heures les quatre saisons de l'année. C'est d'après les mêmes causes que l'on a déterminé les climats, dont les principaux ont été indiqués sous le nom de zones.

1° La zone torride, unique, centrale, enveloppée par les deux tropiques, de plus de mille lieues de largeur: elle est coupée par l'équateur en deux parties à peu près égales;

2° La zone tempérée, double, dont une moitié est au nord de la zone torride, et l'autre moitié au sud. La zone tempérée s'étend des deux tropiques aux deux cercles polaires;

3° La zone glaciale, également double comme la précédente, dont les deux parties opposées sont limitées d'un côté par le cercle polaire, et ont les pôles pour centre et non pour extrémité.

La cause de la diversité des climats ne tient pas seulement, comme nous le verrons plus tard, à l'élévation et à l'abaissement alternatifs sur le plan de l'équateur terrestre, mais encore à la température propre du globe, à l'action du soleil sur l'atmosphère et à la position des montagnes par rapport aux quatre points cardinaux.

On distingue les différentes parties de la terre en continents, îles, presqu'îles ou péninsules, isthmes, caps, côtes, montagnes, plateaux, bassins, vallées, plaines, forêts, déserts, etc.; on divise, par rapport aux parties de la terre connues, le globe terrestre en ancien et en nouveau continent.

L'Europe et l'Asie au nord, l'Afrique au sud-ouest à laquelle l'Asie est jointe par l'isthme de Suez, sont les parties de la terre qui constituent l'ancien continent.

L'Amérique d'une autre part, divisée en deux parties, en Amérique septentrionale et en Amérique méridionale, qui sont réunies par l'isthme de Darien ou de Panama, font partie du nouveau continent qui fut découvert depuis trois siècles par Christophe Colomb. Une cinquième partie de notre globe a été découverte en 1664, c'est la Nouvelle-Hollande à laquelle on a joint l'immense archipel d'îles récemment découvertes et dont l'ensemble a été nommé par les Allemands Austrasie.

En somme, le tableau statistique des grandes divisions du globe terrestre, donne une superficie en milles carrés de 60 au degré :

Parties coupées par les terres..   37,673,000
Pour l'Europe.   2,793,000
Parties occupées par les mers. .   110,649,000

L'état géologique du globe terrestre est maintenu par trois forces pénétrantes et productives, l'attraction, la chaleur et l'électricité. L'observation des couches superposées les unes aux autres qui forment l'écorce du globe terrestre, conduit nécessairement à admettre des dépôts de différents âges. Sans nul doute, la couche la plus profonde qu'on puisse atteindre (on n'est pas encore descendu au-delà de 400 ou 500 mètres au-dessous du niveau de l'Océan) a été formée avant celle qui se trouve à la surface. De même dans un terrain à couches inclinées, la couche que l'on rencontre la dernière, en creusant horizontalement en sens contraire de la pente, est nécessairement plus ancienne que toutes celles sous lesquelles elle plonge. Ces divisions se montrent d'ailleurs constamment lorsque l'on creuse des puits, des galeries et des tranchées. On les observe encore dans les escarpements naturels des montagnes, sur les flancs des vallées. Enfin, toutes ces observations recueillies font connaître une série non interrompue de dépôts, qui se succèdent régulièrement et dans l'ensemble desquels on distingue plusieurs périodes bien différentes.

La partie la plus profonde du globe terrestre, qu'on nomme *période primitive*, se compose de la même manière dans tous les continents où elle a été observée; elle est formée de couches de diverses matières qui se succèdent dans un certain ordre. Les plus communes et les plus inférieures sont des couches de granit, et des schistes argileux occupent la partie supérieure; ce qui n'empêche pas cependant qu'on ne les rencontre çà et là périodiquement. Mais ce qui distingue surtout les couches primitives de toutes les autres, c'est qu'on n'a jamais observé dans aucune des roches qui les composent, la moindre trace de matière organique, ni de cailloux roulés, d'où l'on a conclu qu'elles datent d'une époque antérieure à l'existence des êtres organisés, et ont été formées avant qu'aucune catastrophe eût ravagé la terre. On a donné à l'ensemble de ces dépôts le nom de *primitifs*, parce qu'ils sont, par rapport à nous, les premiers êtres de la création.

Les roches granitiques forment le noyau ou la base de presque toutes les montagnes. Elles enveloppent le globe tout entier, et se retrouvent partout au-dessous des autres terrains. C'est dans les terrains primitifs qu'on trouve le beau quartz de roche propre à la fabrication du cristal, les marbres statuaires, le vert antique, ainsi que les beaux marbres gris rubanés en lignes parallèles, le bel albâtre gypseux d'ancienne formation.

C'est encore dans ces couches primitives qu'on trouve renfermées dans leurs fissures, plusieurs pierres précieuses, telles que la tourmaline, la topaze, l'hyacinthe, l'aigue marine, de larges feuilles de mica, le titane, des mines d'étain, de plomb et d'or. C'est dans le granit que naissent surtout les eaux minérales les plus chaudes, les plus sulfureuses et les plus énergiques.

Si l'on étudie le globe terrestre au-dessus de cette couche de la première période, on trouve un ordre de choses tout différent. En effet, des amas de cailloux roulés, parmi lesquels on reconnaît toutes les roches de la précédente période, dont plusieurs offrent des débris organiques, ce qui conduit à conclure que ces dépôts sont postérieurs à des catastrophes qui ont eu lieu après la formation de certains êtres organisés sur la terre; cette seconde formation a été nommée *période intermédiaire* ou *de transition*.

Dans cette sorte de terrain, on trouve des schistes semblables à l'ardoise, des marbres plus ou moins parfaits, des grès très solides et des pondingues. On y trouve encore quelques fossiles, surtout des impressions de plantes et quelques coquilles. Les ardoises d'Angers sont célé-

bres par leurs empreintes en forme de poissons
avec lesquels rien de ce qui vit aujourd'hui sur la
terre n'a d'analogie. C'est dans les couches de
transition qu'on trouve la pierre de touche, celle
à rasoir, le crayon noir à dessiner, la sanguine,
l'alun, des vitriols, des jaspes et de nombreux
filons de différents métaux, tels que le plomb ar-
gentifère, le zinc, le cuivre et le bismuth. C'est
dans ces couches, et principalement à la partie
supérieure, que l'on rencontre des dépôts de
houille, cette âme de notre industrie. Ces dépôts
sont accompagnés presque toujours de grès, de
schistes noirs qui présentent ordinairement beaucoup d'impressions végétales.

La période secondaire est celle dans laquelle les
roches granitiques que l'on trouve dans les périodes
précédentes, finissent par disparaître entièrement
pour faire place aux matières de transport et aux roches remplies de matières organisées. Les terrains
qui composent cette seconde période se divisent :
1° en terrains secondaires inférieurs et en terrains
secondaires supérieurs. C'est dans ces couches
qu'on trouve, indépendamment d'immenses dépôts de houille et de mines de fer, des fossiles
d'animaux et de végétaux entièrement différents
de ceux qui existent de nos jours. C'est un monde
nouveau, composé de crustacés, de poissons, de
mollusques; plus loin, on trouve de nombreux

débris de feuilles, de fruits, d'arbres bien conservés, dont plusieurs sont des espèces inconnues, et dont l'illustre Georges Cuvier présenta les merveilles au monde savant étonné. Le terrain secondaire supérieur fournit du silex en rognons, des mines de lignites, de soufre, de sel de roche et de tripoli, des agathes, quelques marbres, etc.

La période tertiaire est celle dont les terrains se trouvent placés au-dessus des couches précédentes, et dans lesquels on rencontre des débris organisés, qui offrent plus d'analogie avec les corps organisés vivants de notre époque. Les fossiles qu'on y rencontre, en effet, sont analogues aux mollusques qui vivent dans nos mers actuelles, et d'autres qui ont le plus grand rapport avec ceux que nous rencontrons dans les eaux douces; les uns et les autres sont très bien conservés, comme s'ils eussent été déposés tout récemment. Mais ce qu'il y a de plus remarquable, c'est qu'on y trouve des squelettes de mammifères et d'oiseaux, dont on n'a rencontré de traces que dans la dernière couche de la précédente période ; ce qui prouve incontestablement que quelque grand phénomène terrestre, arrivé récemment sur notre planète, aura opéré la destruction, comme dans les temps antérieurs, de tout ce qui vivait sur le globe. Quoi qu'il en soit, le terrain tertiaire a *été* divisé par les géologues en terrain tertiaire proprement dit, en terrain diluvien et en terrain post-diluvien. Placés au dernier rang de formations qui se sont succédé depuis l'origine du monde, ces dépôts occupent les parties basses de nos continents. Ils sont principalement composés par des calcaires et par des argiles qui reposent sur la craie, dans certaines localités. Des sables siliceux, des lits de marne, et des grès très durs s'y rencontrent en grande masse.

Les terrains tertiaires résultent de l'ensemble des couches formées, les unes dans l'eau de la mer, les autres dans l'eau des lacs et des fleuves, ce qui les a fait distinguer en terrains de formation marine et en terrains de formation d'eau douce ou lacustre.

Le terrain tertiaire, sous le rapport minéralogique, est beaucoup moins riche que les couches de la période primitive et de la période de transition. On y trouve de l'oxide de fer, des modules d'ambre jaune, qu'on rencontre dans les argiles, dans les lignites, dans les marnes; des turquoises, de nouvelles roches, diverses agathes, la strontiane, quelques ocres, de la magnésie, dont on fabrique des pipes dites d'écume de mer; de l'argile à foulon, des amas de soufre, de bitume, etc.

Le globe terrestre présente encore un ordre de terrains qu'on nomme *terrains ignés*, parce qu'ils sont formés par le feu des volcans; ils paraissent,

comme les précédents, appartenir à différents
âges. On les distingue en trois espèces : 1° le terrain trachitique, qui est le plus ancien ; 2° le terrain basaltique ; 3° le terrain de laves. Celui-ci
comprend toutes les matières que l'on rencontre
dans le fond des vallées et sur la pointe des montagnes situées dans le voisinage d'un volcan en
ignition. L'Auvergne et le Vivarais présentent
une assez grande quantité de terrains qui se rat-
tachent à des volcans éteints.

L'intérieur du globe terrestre possède une
température variable, selon la profondeur dans
laquelle on l'observe. Dans un mémoire lu à l'Ins-
titut sur cet important sujet, par M. Cordier, et
qui a été publié dans le t. VII des *Mémoires de
l'Académie des sciences*, il résulte que l'intérieur
de la terre est pourvu d'une température très
élevée, qui lui appartient depuis l'origine des
choses, et que cette température augmente d'un
degré pour chaque 25 mètres que l'on gagne en
profondeur ; que par conséquent la couche du
globe terrestre située à 2,500 mètres au-dessous
de la surface, la chaleur est telle, même dans
les climats les plus froids, que l'eau, ne pouvant
plus se maintenir à l'état de liquide, y est réduite
à l'état de vapeur ; qu'à 2,750 mètres le soufre serait en fusion, et qu'à 6,000 mètres, ce qui porte
la profondeur à plus d'une lieue, le plomb y est

toujours à l'état de fusion. Enfin, si l'on poursuit l'augmentation de la température de la terre jusqu'à 20 ou 25 lieues de profondeur, on doit reconnaître que tous les métaux, toutes les pierres et les différentes laves qui constituent ces régions profondes de la terre, ne sont plus à l'état solide, comme on l'observe à la surface, mais bien dans l'état liquide et d'incandescence permanente.

Le globe terrestre, dont nous avons indiqué l'étendue, la forme, les inégalités, la surface, le mouvement autour du soleil et sur son axe, le grand nombre de substances hétérogènes qui le composent, et la température qui le pénètre dans ses différentes régions, joue un très grand rôle dans la production des phénomènes de la grande machine électrique de l'univers, dont il est un des principaux éléments.

CHAPITRE II.

Par atmosphère de la terre, on entend une ceinture aériforme qui enveloppe le globe terrestre de toutes parts, dans une étendue de 20 lieues environ de hauteur qui le suit dans la révolution autour du soleil. Cette sphère de vapeurs est presque entièrement formée d'air et de vapeurs d'eau. L'air atmosphérique, qui est synonyme d'atmosphère, est invisible, transparent, sans odeur ni saveur, pesant, compressible, élastique. La pesanteur de l'air, qui avait été soupçonnée par les anciens, mais généralement niée ensuite, fut mise hors de doute par Galilée, en 1640 d'abord, et par Toricelli et Pascal ensuite, qui construisirent le baromètre, fondé, comme l'on sait, sur la pression de l'atmosphère; le poids absolu de l'air a été rendu évident par des expériences incontestables dont les résultats sont, qu'un litre d'air à zéro de température, et sous la pression atmosphérique de 76 centimètres, pèse environ 1 gramme, et qu'il est par conséquent, sous la même température et la même pression, 769 fois plus léger que l'eau distillée. La force de la pression de l'air atmosphérique pèse sur tous les corps de la nature d'un poids égal à celui d'une colonne d'eau ayant une hauteur de 10 mètres 33 centimètres, ou une colonne de mercure de 76 centimètres. C'est d'après ce principe qu'on a calculé que l'atmosphère pèse sur la terre, par chaque mètre carré, d'un poids égal à 3,324 kilogrammes; et que le corps humain, dont la surface est évaluée à 5 mètres carrés, supporte une pression d'environ 16,500 kilogram. La pression de l'atmosphère est d'autant plus forte, qu'on s'approche davantage de la surface de la terre, et diminue, au contraire, à mesure qu'on s'élève dans les hautes régions; car le baromètre descend, et c'est à l'aide de cet instrument de physique qu'on est parvenu à mesurer les différentes hauteurs de l'atmosphère et celles des montagnes au-dessus du niveau de la mer.

Indépendamment de l'expérience du baromètre, une foule d'autres phénomènes prouvent la pression et la pesanteur de l'air. Nous ne citerons que l'ascension des liquides dans le corps des pompes, l'élévation des corps légers dans l'air. La rupture de vases privés d'air ou dans lesquels on fait le vide sont des preuves incontestables de la pression atmosphérique.

La pression de l'air varie suivant l'état hygrométrique de l'atmosphère; en effet, la vapeur d'eau étant plus légère que l'air qui ne contient de l'eau qu'à l'état latent, l'air humide, c'est-à-dire celui qui est plus que saturé d'eau, est toujours plus léger que l'air sec. Aussi, voit-on constamment le baromètre monter par les temps secs, et baisser par les temps humides et pluvieux.

Les mouvements d'abaissement et d'élévation du baromètre sont également influencés par l'état barométrique et thermométrique de l'atmosphère.

L'air est susceptible de dilatation ou de condensation suivant l'élévation ou l'abaissement de la température atmosphérique, ou celle des corps avec lesquels il est mis en contact. La température la plus élevée que l'on puisse produire, n'altère nullement l'air atmosphérique; il se dilate simplement, et suit en cela la loi générale des gaz. Le froid le plus intense peut congeler l'eau qu'il contient, soit à l'état de vapeur, soit à l'état latent, mais il n'est point réduit à l'état solide ni altéré dans ses principes constituants.

Les différents degrés de température, dont l'air est susceptible, sont mesurés par l'instrument connu sous le nom de *thermomètre*.

La chaleur de l'atmosphère depuis zéro jusqu'à $+$ 100°. dilate l'air d'un peu plus du tiers de son volume. Raréfié et échauffé, l'air devient plus léger, s'élève dans les régions élevées, et est remplacé par de l'air plus froid et par conséquent plus dense : circonstance qui établit un mouvement ascendant et descendant entre les couches d'air de température différente tout le temps que dure la différence de température.

La différence de température entre les régions supérieures et inférieures de l'atmosphère a lieu, parce que l'air étant diaphane, ne peut point décomposer les rayons lumineux lancés par le soleil, ni par conséquent être échauffé par eux

avant que le calorique s'en soit séparé par la surface opaque de la terre. Voilà pourquoi les régions terrestres de l'atmosphère sont plus chaudes
que les régions élevées, dont la température diminue à mesure qu'on s'élève, à tel point que dans
les points du globe les plus élevés la température y est au-dessous de zéro et que les neiges y
sont perpétuelles.

Les inégalités du sol et son inclinaison influent
aussi considérablement sur la température atmosphérique, comme l'a démontré tout récemment
M. le docteur Broussais (Casimir), médecin principal, médecin en chef de l'hôpital militaire du
Gros-Caillou, dans sa notice sur le climat et les
maladies de l'Algérie, publiée dans le *Recueil de
médecine militaire*, t. LX, p. 7. Voici comment
s'exprime ce savant et laborieux médecin au sujet des observations qu'il a faites en Algérie, avec
cette précision que tout le monde se plaît à lui
accorder : « Le premier fait qui est ressorti de
nos observations, c'est que l'époque du maximum de la chaleur, à Alger, n'est point celle de
deux heures de l'après-midi, mais bien celle de
onze heures. Ce fait est connu et vulgaire en
Algérie ; il a été affirmé par plusieurs médecins
militaires ; il lui manquait la consécration d'une
observation journalière, minutieuse et longtemps
continuée. Nous la lui avons donnée, comme le

prouvent les tableaux joints à ce travail. Il s'explique très naturellement par le concours de deux circonstances, dont l'influence est manifeste : notons d'abord l'inclinaison générale du sol vers le nord, d'où il résulte que les rayons du soleil frappent d'autant plus perpendiculairement ce plan incliné que cet astre est, pour ainsi dire, moins élevé. Pour faire aux élèves la preuve de ce que j'avance ici, un jour d'été, je portai à midi un petit thermomètre à mercure au soleil et le laissai pendre perpendiculairement à la surface de la terre : il marqua $+ 31$; je l'inclinai ensuite suivant un angle de $45°$ environ, ayant soin de relever un peu la boule de manière que les rayons du soleil la frappassent perpendiculairement ; le mercure monta en peu d'instants à $+ 34$; le sol avait alors $+ 51$. Le soleil, dont l'action n'est ordinairement interceptée par aucun nuage, échauffe rapidement cette terre du littoral, et, avec elle, les couches d'air qui l'approchent. Mais ces couches d'air échauffées s'élèvent et amènent, par ce mouvement-là même, le second phénomène dont nous avons à nous occuper, celui de la brise. Il doit commencer et commence, en effet, d'assez bonne heure, mais il n'est bien sensible que vers neuf, dix ou onze heures du matin. La brise souffle alors assez fortement pour procurer un sentiment de fraîcheur, malgré l'action des rayons solaires; elle dure une grande partie du jour, s'apaise l'après-midi, et ne se fait plus autant sentir le soir ni la nuit.

» Cette brise règne sur tout le littoral, sur les collines du Sahel et jusque sur le pied de la chaîne de l'Atlas, plus ou moins forte d'ailleurs suivant les localités, selon que les lieux sont plus ou moins élevés et abrités. Mais on conçoit que plus loin, dans l'intérieur du pays, au milieu des montagnes, la même régularité d'influence n'existe plus. Ainsi les observations météorologiques faites à Milianah pendant l'été de 1841, par le docteur Lebrun, portent que le maximum de chaleur est à deux heures; celles de M. Rietschel à Médéah, pendant le même été, donnent plusieurs degrés de plus à midi qu'à neuf heures; enfin celles de M. Cambay, pendant l'année 1842, à Tlemcen, montrent la même différence aux mêmes heures. »

Nous bornons là cette citation, avec regret, car le travail de M. Broussais est si riche en faits nouveaux sur la météorologie de l'Algérie, que nous aurions voulu pouvoir le reproduire en entier. Nous ferons observer à cette occasion que l'on voit avec la plus vive satisfaction que les médecins de l'armée d'Afrique savent mettre à profit les moments de loisir que leur laissent leurs pénibles fonctions pour les consacrer à l'étude de l'influence des agents physiques de ce nouveau climat en rapport avec l'armée et les habitants de cette colonie.

L'air contient à presque toutes les températures une certaine quantité d'eau à l'état latent, à l'état vésiculeux et même à l'état solide. L'air chaud peut contenir beaucoup d'eau sans être humide, sans affecter l'hygromètre. Mais lorsque sa température diminue, qu'il vient à se refroidir, la moindre quantité d'eau s'y manifeste par la raison que l'air a la faculté de contenir de l'eau à l'état latent, faculté qui s'accroît avec la température et diminue avec elle. Aussi n'est-ce pas en proportion de la quantité totale d'eau qu'il contient que l'air est humide, mais bien en raison de celle qui s'y trouve à l'état libre. Comme l'eau réduite en vapeur est transparente comme l'air, on a supposé que celle qui est à l'état de brouillard ou de nuage était de forme *vésiculaire*, c'est-à-dire composée de petits globules creux ayant de l'analogie avec les bulles de savon, et à l'aide de cette supposition on a expliqué la légèreté des nuages qui est plus grande que celle de l'air. Quand l'air reçoit plus d'eau qu'il n'en peut contenir à l'état latent, ou lorsqu'il vient à se refroidir, l'eau devenue libre, peut, au lieu de se mettre à l'état vésiculaire, se condenser et même se congeler en donnant naissance à la pluie, à la neige, à la grêle, etc.

L'atmosphère, comme nous l'avons dit précédemment, étant plus chaude dans les régions
inférieures que dans les régions supérieures, il
se forme sans cesse à la surface du globe de
grandes quantités de vapeur qui, étant plus légères que l'air, s'élèvent dans les régions supérieures pour former plusieurs météores, la pluie,
la neige et la grêle. Lorsque l'air chaud qui a été
saturé d'eau en passant à la surface des mers vient
à être transporté dans des régions plus froides,
il laisse précipiter à l'état liquide une partie de
l'eau qu'il contenait. L'air qui aura été chauffé
dans les régions brûlantes de l'équateur, ou qui
sera resté sec dans les régions glaciales des pôles,
arrivera dans les régions tempérées avide de nouvelles vapeurs, et par conséquent favorisera la
vaporisation des liquides.

En Italie, en Espagne, en Morée, et sur les
côtes du nord de l'Afrique française, contrées où
il existe une grande différence entre la chaleur
du jour et celle de la nuit, l'air dépose pendant
la nuit toute l'eau qu'il avait absorbé pendant le
jour : aussi voyons-nous la rosée du matin être
très abondante et couvrir les plantes et même le
sol dont la surface poudreuse reste un instant
pénétrée.

Répandu autour du globe terrestre, l'air atmosphérique est le conducteur de la lumière, du calorique, du son et du fluide électrique.

L'air atmosphérique, comme l'a constaté M. Gay-Lussac, ne s'altère que dans son mélange et jamais dans ses principes. Dans les couches les plus rapprochées de la terre, comme à 8,000 mètres d'élévation, il est composé des mêmes proportions d'éléments constituants.

Avant les immortels travaux de Lavoisier, on considérait l'air atmosphérique comme l'un des quatre éléments que l'antique école avait admis comme générateurs de toutes choses; mais d'après les travaux de la chimie moderne, il a été démontré que l'air atmosphérique bien sec était composé, sur 100 parties, de 21 parties d'oxigène et de 79 d'azote, plus une très petite quantité d'acide carbonique, et dans les régions élevées, suivant l'opinion de quelques observateurs, d'une petite quantité d'hydrogène; ce dernier fait n'est pas constant, s'il n'est pas tout à fait hypothétique. D'après les travaux plus récents de MM. Dumas et Boussaingault, l'air des marais contient en outre une quantité insensible de gaz hydrogène carboné que les eaux stagnantes laissent dégager à chaque instant.

L'air atmosphérique renferme aussi accidentellement de l'oxide d'ammonium, et de l'acide azotique qui se forme pendant certains temps d'orage et à l'époque des grands courants électriques.

L'air atmosphérique contient accidentellement de l'eau en vapeur qui n'en trouble pas sensiblement la transparence, ou de l'eau en suspension sous la forme de nuages ou de brouillards : ce sont ces globules aqueuses qu'on nomme vésiculaires qui décomposent la lumière après qu'elle les a traversés et en séparent les couleurs de l'arc-en-ciel. L'eau que contient l'air provient de l'évaporation des masses de liquide qui existent à la surface du globe, et forment, par les variations de température et l'influence électrique auxquelles elles sont soumises, les brouillards, le serein et la rosée.

Comme tous les corps gazeux, l'air atmosphérique est soumis à des forces qui tendent toujours à éloigner ces molécules constituantes les unes des autres; ces forces sont toujours balancées par les obstacles qu'elles rencontrent et qui les arrêtent. Si l'on détruit ces obstacles, les molécules de l'air s'éloignent aussitôt les unes des autres, jusqu'à ce qu'un nouvel obstacle vienne les arrêter dans leur expansion. C'est ainsi que les molécules aériennes exercent une pression constante dans la capacité ou les obstacles qui les retiennent; c'est ce qu'on appelle *tension*, *élasticité ou force élastique de l'air atmosphérique*. De même que

le mercure, l'eau et l'huile, placés dans un même
vase se superposent les uns aux autres suivant leur
pesanteur, de même aussi l'air atmosphérique,
par rapport à sa température variée, à son état
barométique et aux autres corps gazeux, présente
des phénomènes analogues. En effet, l'atmosphère forme autour du globe terrestre une suite
de couches concentriques dans lesquelles la densité va toujours en diminuant depuis la surface
du sol jusqu'aux limites les plus élevées. On est
parvenu à constater ce fait en remplissant à moitié
d'air à la surface de la terre une vessie préparée;
on la ferme avec soin et on la porte au sommet
d'une haute montagne. A mesure qu'on s'élève, la
vessie se distend, par suite de la diminution de la
pression atmosphérique; et elle pourrait même
crever à une grande hauteur, si ses parois n'étaient
pas assez résistantes. En ouvrant cette vessie,
l'air s'en échappe avec force pour se dilater et se
mettre en équilibre de pression à cette hauteur.
Si on fait l'expérience contraire, en remplissant
la vessie d'air avant de descendre la montagne,
on la verra s'affaisser de plus en plus à mesure
qu'on descendra, et n'avoir plus au niveau de la
mer que la moitié du volume qu'on lui avait
donné avant de descendre. L'air atmosphérique
ne presse pas seulement de haut en bas, mais il
comprime dans tous les sens, de bas en haut, et
latéralement dans toutes les directions.

La vie de ce qui appartient à la terre cesse au-delà de l'atmosphère; cependant nos poumons sont construits de telle sorte qu'il est un degré de pression atmosphérique nécessaire à notre existence. Diverses ascensions en ballon ont prouvé que l'organisme souffre en proportion de son éloignement de la terre. La Condamine perdit l'ouïe et le tact sur le pic de Chimborazo, dans les Cordillières, à une élévation de 3,217 toises. M. de Humboldt et ses compagnons souffrirent beaucoup en gravissant cette montagne. M. de Saussure fut aussi sensiblement affecté en parvenant sur la cime du Mont-Blanc. Il paraîtrait que l'espèce humaine perdrait la vie au-delà de 3,500 toises.

Les observations les plus précises démontrent que dans tous les climats le baromètre éprouve des oscillations horaires, qui dépendent des variations régulières et périodiques de la pression atmosphérique. A l'équateur, le baromètre est à son maximum de hauteur à 9 heures du matin; passé 9 heures, il descend jusqu'à 4 heures de l'après-midi, où il atteint son maximum; il remonte de nouveau jusqu'à 11 heures du soir, et redescend enfin jusqu'à 4 heures du matin. Ces mouvements d'ascension et de dépression, qui vont jusqu'à 2 millimètres, sont périodiques et tellement réguliers qu'ils pourraient servir à marquer l'heure.

Ces variations, quoique moins sensibles dans nos climats qu'à l'équateur, n'en sont pas moins constantes et dignes du plus grand intérêt.

Nous avons vu que l'air atmosphérique est susceptible de changer de volume suivant les pressions auxquelles on le soumet. Mais nous devons déterminer, d'après la loi de Mariotti, l'effet de la pression qui s'opère dans l'air atmosphérique : Quelle que soit *la température*, dit ce physicien, *pourvu qu'elle soit constante, si on soumet une même masse d'air sec à des pressions diverses et successives, les volumes qu'il occupe sont toujours réciproques à ces pressions.*

La densité d'un corps étant en raison inverse de son volume, on doit conclure de la loi de Mariotti que les densités des gaz sont proportionnelles aux pressions qu'ils supportent. On peut donc par la pression réduire l'air à un volume infiniment moindre que celui qu'il occupe sous la pression atmosphérique ordinaire ; mais alors la force élastique de l'air croît avec la pression. Il est convenable de faire usage, dans ce genre d'expériences, d'appareils suffisamment puissants pour résister à cette force, car autrement ils céderaient à la compression et leurs débris lancés au loin comme des projectiles pourraient produire de graves accidents.

Le fusil à vent, que tout le monde connaît, est

établi d'après les mêmes principes ; sa crosse contient un réservoir dans lequel on comprime l'air au moyen d'une pompe jusqu'à 10 ou 12 atmosphères ; une détente passe sur une soupape pour donner issue à une partie de cet air comprimé, qui, en s'échappant, trouve devant lui une balle qu'il lance avec une force égale à celle de la poudre à canon. On peut encore produire la compression de l'air au moyen d'un appareil qu'on appelle *machine de compression*, qui n'est en quelque sorte qu'une modification de la machine pneumatique.

On peut faire une foule d'expériences, et soustraire tous les corps de la nature à l'action de la pression atmosphérique, au moyen de la machine pneumatique. C'est ainsi qu'on vaporise l'eau, l'alcool et l'éther. En les plaçant dans la cloche de la machine sous laquelle on produit le vide, l'évaporation s'opère beaucoup plus promptement puisqu'elle n'a plus à vaincre la pression de l'atmosphère. C'est par l'application de ce principe à l'industrie sucrière qu'on est parvenu à des résultats des plus satisfaisants, en obtenant un sucre plus beau et plus abondant avec économie de temps et de combustible. L'action de la ventouse que l'on applique à la surface de la peau pour remplir certaines indications thérapeutiques s'explique de la même manière. C'est encore au moyen du vide qu'on fait plusieurs expériences sur les vapeurs, le son, la combustion, l'électricité, ainsi que sur la physiologie animale et végétale. Les chimistes en font souvent usage pour étudier les réactions à l'abri du contact de l'air. C'est dans l'atmosphère qu'ont lieu la plupart des phénomènes météorologiques, les brouillards, la pluie, la neige, la grêle, les tempêtes, les orages et le plus grand nombre de phénomènes électriques. L'air s'introduit dans tous les vides des corps et devient alors l'une des principales causes des altérations et des modifications qu'ils éprouvent. Il est le réservoir de toutes les émanations des corps et des substances qui se rencontrent à la surface de la terre; les exhalaisons animales, végétales, minérales, les produits de toutes les fermentations, les fumées, les gaz de toute espèce se réfugient dans l'atmosphère. Mais la plupart de ces substances gazeuses ou vaporeuses ne se rencontrent dans l'air qu'accidentellement et ne font pas partie de ces éléments constituants.

L'air est un élément indispensable pour la combustion et la respiration des animaux par l'oxigène qu'il contient. L'air qui a servi à la combustion, comme celui qui est rendu par l'expiration, n'est plus de même nature que celui de l'atmosphère dont il provient. On a remarqué

que dans la respiration il se passait des phénomènes analogues à ceux de la combustion, et on
est arrivé à cette conclusion par une expérience
fort simple. Lorsqu'on brûle, dans une cloche qui
contient une certaine quantité d'air, un corps
très avide d'oxigène, un morceau de phosphore,
par exemple, il arrive un moment où ce corps
combustible ne peut plus brûler. L'air resté sous
la cloche éteint tous les corps enflammés qu'on y
plonge, et les animaux y meurent bientôt étouf-
fés. En effet, la combustion du phosphore a absorbé tout l'oxigène de l'air, et il ne reste plus
que de l'azote mêlé d'acide phosphorique, et cet
air n'est plus propre à maintenir la vie. L'air qui
a servi à la respiration n'est pas aussi épuisé
d'oxigène que celui dont nous venons de parler,
mais la quantité d'azote prédomine, et il contient en outre de l'acide carbonique en proportions bien plus grandes que dans l'état naturel, et
ces causes réunies le rendent impropre à une nouvelle respiration.

Ce n'est jamais sans de graves inconvénients
pour la santé que l'on respire un air impur. Il est
donc essentiel que le fluide que nous respirons,
dans lequel nous sommes constamment plongés,
et sans lequel nous cesserions de vivre, jouisse
de toutes les qualités nécessaires à la fois à
la conservation de la vie de l'homme et à celle

des animaux par conséquent. Il est très utile de connaître les qualités de l'air que nous respirons et d'étudier les causes qui les altèrent et les moyens de les purifier. Mais la nature, qui semble avoir tout prévu, a voulu que le végétal se nourrisse de substances qui sont devenues non seulement inutiles, mais même nuisibles à la vie de l'animal; et, en vertu de cet admirable enchaînement qui lie les deux grands règnes organiques, l'existence de l'un est pour ainsi dire subordonnée à la vie de l'autre. Les parties vertes des plantes, en effet, avec le concours de la lumière solaire, décomposent dans l'atmosphère l'acide carbonique qui provient de la respiration des animaux, s'emparent du carbone qui se fixe dans le tissu de la plante, et l'oxigène se dégage pour retourner à l'atmosphère et servir de nouveau à la respiration, à la combustion et à une foule d'autres combinaisons chimiques.

L'air atmosphérique joue un très grand rôle sur toute la nature, il sert à la respiration des animaux et des plantes, il est l'agent de la combustion, de l'oxidation et de l'acidification d'un grand nombre de substances. Par ses propriétés physiques et chimiques, il pénètre notre organisme et s'introduit dans les voies respiratoires, digestives, dans les vaisseaux capillaires, sous la peau et dans tous les tissus des organes où il entretient le mouvement et la vie.

Par son élasticité, sa pesanteur, ses divers degrés de température, son état hygrométrique et électrique, par sa composition chimique, l'atmosphère, qu'elle soit calme ou agitée par l'action des vents, exercera une très grande puissance sur la nature entière. Enfin, avec l'eau et le calorique, l'air atmosphérique est un vaste laboratoire où se produisent de nombreuses sources d'électricité, et où se passent de concert avec le globe terrestre les grands phénomènes électriques.

Il est essentiel de connaître l'influence que l'air peut avoir sur les fonctions de la vie. On sait, en effet, qu'un air trop sec, tel que celui qu'on respire dans les pays chauds, et celui des locaux fortement chauffés par des poêles, dessèche les poumons et peut occasionner des maladies inflammatoires.

L'air trop humide, comme celui des endroits marécageux, un air chargé d'exhalaisons putrides, comme celui des hôpitaux mal tenus, de salles de spectacle, ainsi que l'air de tous les endroits où l'affluence du monde n'est pas proportionnée au développement du local, est pernicieux, et devient une cause de nombreuses maladies. En général, l'air humide est beaucoup plus susceptible d'altération que l'air sec, qui est plus pur, et par conséquent plus salubre. L'air humide est conducteur du fluide électrique; l'air sec, au contraire, est isolant.

L'air chaud, comme celui des saisons et des climats chauds, relâche les parties solides du corps, et la circulation des fluides est plus prompte et plus agitée, par des causes qui ne tiennent pas directement à l'élévation de la température, mais bien à d'autres phénomènes que la chaleur provoque, et dont nous parlerons plus tard.

L'air froid et sec est généralement favorable à la santé : aussi, pendant l'hiver et dans les climats froids, l'appétit est plus développé, la digestion est plus facile et plus prompte. Cet air, possédant un grand degré d'élasticité, donne de la sérénité à l'esprit et de la légèreté au corps.

La température extérieure de l'atmosphère exerçant une grande influence sur les facultés physiques et morales de l'homme, pendant l'été et dans les climats très chauds la plupart des fonctions perdent leur énergie, les facultés intellectuelles et morales languissent également. Sur la côte septentrionale de l'Afrique, où la chaleur pendant l'été est excessive, les Français souffrent considérablement de l'influence de cette température extrême, qui devient même intolérable parfois, lorsque le siroco, vent du désert, vient à souffler : aussi est-ce à cette époque que naissent et se développent le grand nombre de maladies qui sévissent indistinctement sur l'armée et sur les habitants de toutes les classes. Nous devons faire observer, à cette occasion, que l'accroissement du nombre de malades ne suit pas toujours l'élévation de la température; il faut en outre que la végétation disparaisse, et c'est en effet à l'époque où les plantes ont perdu leur verdure, et qu'elles sont pour ainsi dire calcinées par les chaleurs des mois de juillet, août et septembre, que les maladies alors sont plus nombreuses et plus graves; c'est, en un mot, après la récolte des foins et des blés, et lorsque toutes les plantes sont étiolées par le soleil, que commence la saison des maladies qui dure aussi longtemps que l'absence de végétation. Pendant l'hiver, et dans des climats très froids, l'air est aussi défavorable que celui des climats très chauds au développement de l'intelligence. Mais dans les climats tempérés, où l'inclémence des saisons est moins grande, tels que les contrées méridionales de l'Europe, l'homme retrouve son énergie, les facultés intellectuelles renaissent, et l'imagination est surtout la qualité dominante des habitants de ce pays.

CHAPITRE III.

PROPRIÉTÉS PHYSIQUES ET CHIMIQUES DE L'EAU NATURELLE.

L'eau naturelle était considérée comme l'un des quatre éléments de la nature par Aristote et les philosophes de son école; mais comme nous aurons lieu de le voir, indépendamment des corps qu'elle tient en dissolution ou en suspension, l'eau est composée, en dernière analyse, de deux principes distincts, et, à cause des éléments qui la constituent, elle a reçu en chimie le nom d'oxide d'hydrogène.

L'eau que nous fournit en abondance la nature nous arrive de deux grandes sources; par la terre d'une part, et par l'atmosphère de l'autre; car, suivant les divers degrés de température dont elle est susceptible, elle se présente à l'état solide, liquide ou gazeux, selon qu'on la trouve à la surface ou dans l'intérieur de la terre, ou bien dans le sein de l'atmosphère, réduite à l'état de vapeur. La plus grande partie de l'eau atmosphérique provient de l'air chaud des vallées, des plaines marécageuses et des lacs; air qui, après s'être surchargé d'eau dans les parties basses de la terre, se refroidit en remontant les revers des montagnes sur lesquelles l'eau se précipite sous la forme d'une rosée douce, mais continuelle; une partie de l'eau atmosphérique qui se condense se rassemble ainsi sur les montagnes, coule à leur surface, et produit des ruisseaux, tandis qu'une autre partie tombe et pénètre dans leurs fissures en s'enfonçant à de grandes profondeurs. L'eau, devenue liquide, est refoulée par le poids de ses colonnes vers les vallées et les régions inférieures de la terre. Dans son trajet, elle traverse différentes couches dans lesquelles elle se charge, par sa faculté dissolvante, de différentes matières salines, suivant la nature de ces couches, et l'eau se creuse un ou plusieurs conduits, pour déboucher sur certains points où elle forme des sources d'eau douce ordinaire ou d'eaux minérales. L'eau n'ayant d'autre principe de mouvement que la pente plus ou moins rapide du terrain et son propre poids, les sources jaillissantes ne sont dues qu'à la pression des eaux supérieures qui se précipitent dans les canaux souterrains, et en sortent, dans quelque direction que ce soit, avec une certaine force.

L'eau est un liquide transparent, insipide, inodore, compressible, élastique, qui se réduit en vapeur par la chaleur, et se condense par le froid; elle est capable de transmettre le son et de mouiller les corps qu'elle pénètre à divers degrés suivant leur nature. L'eau est un corps très abondant dans la nature, et s'y présente sous trois états différents : 1° à l'état de fluide élastique, pour constituer les vapeurs, les nuages et les brouillards; 2° à l'état de liquide, pour former les mares, les lacs, les fleuves, les rivières, les marais, les étangs, les fontaines; 3° à l'état solide, sous la forme de glace, de neige, de grêle. L'eau se retrouve encore dans les animaux et les végétaux, à la vie et au développement desquels elle sert essentiellement.

L'eau dans la nature n'est presque jamais pure; ce n'est pour ainsi dire que celle qui tombe à la fin d'une longue pluie qui possède toute la pureté possible; mais comme elle est vaporisable, elle n'entraîne pas avec elle les substances salines ou terreuse qu'elle tient en dissolution ou en suspension, il est facile de la purifier par la distillation et la filtration.

L'eau est élastique et compressible lorsqu'on la soumet à l'action de la chaleur, elle s'échauffe graduellement jusqu'à 100 degrés du thermomètre centigrade, moment où elle entre en ébullition sous la pression atmosphérique de 76 centimètres; parvenue à ce terme, elle reste à la même température tant qu'elle est liquide, mais dès qu'elle entre en ébullition, elle se réduit en vapeurs, et, dans ce nouvel état, elle augmente de 1698 fois son volume en formant un gaz invisible, transparent, que l'on appelle vapeur aqueuse. Cette énorme différence entre le volume de l'eau à l'état liquide et à l'état de vapeur qui est, en effet, comme 1 est à 1698, a donné à l'homme une puissance dont il ne connaît peut-être pas encore les limites. Tout le monde connaît l'application de la vapeur comme force motrice, dont la connaissance, ainsi que l'a prouvé M. Arago, appartient à la France, et la mise en pratique au célèbre Anglais Watt. Un centimètre cube d'eau distillée à la température de 4, 1 + 0° centigrade, pèse 1 gramme, d'où il résulte que sa pesanteur est 781 fois plus considérable que celle de l'air; la pesanteur spécifique de l'eau admise pour 100 sert de terme de comparaison pour mesurer la pesanteur spécifique de tous les corps solides et liquides.

Un kilogramme de vapeur d'eau possède une température qui est cinq à six fois supérieure à celle de l'eau bouillante, puisque 100 kilogram. de cette vapeur peuvent porter 550 kilogram. d'eau de zéro à 100 degrés de température. Comprimée dans la machine à Papin ou dans le digesteur de M. Chevreul, l'eau peut supporter la température du rouge blanc sans être décomposée. Sous la pression ordinaire de l'atmosphère, l'eau reste en ébullition à 100° du thermomètre centigrade ; mais elle peut s'effectuer à un moindre degré, soit en diminuant la densité de l'eau en la mêlant à de l'alcool, soit en diminuant la pression atmosphérique par le vide de la machine pneumatique.

L'eau est toujours liquide sous la température ordinaire de notre atmosphère ; mais lorsque sa température baisse jusqu'au degré de la glace fondante, sa densité va toujours croissant, pour s'arrêter à ce degré et se dilater ensuite jusqu'au terme de la congélation ; de telle sorte que, selon Mairan, l'eau à zéro ou à l'état de glace augmente d'un quatorzième de son volume environ, et en se solidifiant acquiert, d'après les expériences de M. Biot, une force expansive considérable.

C'est à cette augmentation de volume de l'eau à l'état de glace qu'est due l'action nuisible de la gelée sur les plantes. En effet, l'eau dans les végétaux venant à se congeler brise les enveloppes qui la compriment. Le même phénomène se produit dans les vases remplis d'eau et dont l'ouverture est trop resserrée ainsi que dans les pierres poreuses imbibées d'eau qui se brisent par la congélation. L'eau, en se congelant sur les surfaces unies et planes, prend une forme cristalline qui offre beaucoup d'analogie avec la feuille du chêne, comme on le voit souvent sur les carreaux de vitre pendant les froids de l'hiver. Jusque vers la fin du siècle dernier, l'eau était considérée comme un corps simple; mais, en 1776, Macquer et Sigaud Lafond, et en 1781 Priestley, remarquèrent qu'il se déposait de l'eau sur les parois des cloches dans lesquelles on faisait brûler du gaz hydrogène. Cavendish, en répétant les expériences précédentes, découvrit que l'eau était composée d'oxigène et d'hydrogène. Peu de temps après, cette vérité fut mise hors de doute par l'immortel Lavoisier, qui prouva que l'eau était formée d'un volume d'oxigène et de deux volumes d'hydrogène, ou en poids, de 86 d'oxigène et de 14 parties d'hydrogène. Fourcroy, Vauquelin et Séguin reconnurent par l'expérience la vérité de ces faits; mais plus récemment Berzélius et Dulong ont rectifié l'appréciation du poids de l'oxigène et de l'hydrogène d'eau et l'ont porté à 88 90 d'oxigène, et à 11,10 d'hydrogène. Pour déterminer d'une manière incontestable les proportions des principes constituants de l'eau, on en a fait alternativement l'analyse et la synthèse, afin de ne laisser aucun doute sur la précision des résultats.

L'eau a un grand pouvoir dissolvant sur la plupart des corps de la nature; elle dissout tous les corps, excepté l'hydrogène; encore celui-ci devient-il soluble quand l'eau renferme de l'oxigène; la solubilité des gaz augmente en raison de l'abaissement de la température pendant tout le temps qu'elle reste liquide ; mais si elle passe à l'état solide, elle abandonne les gaz qu'elle avait dissous. Elle tient en dissolution constante dans l'état de nature une certaine quantité d'air atmosphérique, mais, chose digne de remarque, elle en dissout plus d'oxigène que d'azote.

Le chlore, le brôme, l'iode, se dissolvent dans l'eau ; le calcium, le baryum, le strontium, le potassium et le sodium, la décomposent à la température ordinaire. Le manganèse, le zinc, le fer, l'étain et le cadmium la décomposent à chaud. Dans ces différents cas, l'eau est décomposée en ses deux éléments, l'oxigène est absorbé et l'hydrogène est mis à nu ; le potassium seul peut se combiner avec ce dernier pour former l'hydrogène potassié. L'eau pure ou celle qui contient de l'air produisent des résultats différents lorsqu'on les met en contact avec certains corps. Ainsi, le fer mis en contact avec l'eau pure à la température ordinaire ne change pas d'état ; mais quand l'eau est aérée, il s'oxide. Les acides peuvent s'unir à l'eau en toutes proportions ; l'acide sulfurique, mélangé à parties égales avec l'eau, s'en empare avec avidité, en se combinant avec elle de manière à ce qu'il en résulte un composé qui occupe un espace moins considérable que le volume des deux liquides. Pendant cette combinaison il se dégage une quantité de calorique

assez grande pour élever le thermomètre centigrade à plus de 100°. L'eau dissout une quantité
d'acide d'autant plus grande que sa température
est moins élevée. L'eau dissout en grande proportion le sucre et le miel, la plupart des acides
végétaux. Les acides gras, les graisses et les huiles
fines n'y sont pas solubles, elle se mêle avec l'alcool. Les résines et les matières animales en général sont difficilement solubles dans l'eau. L'eau
à l'état de glace est employée pour faire des
froids artificiels; dans cet état, elle est employée
comme sédatif puissant dans certains cas de maladie; la glace est un tonique et un rafraîchissant
fort recherché dans les pays chauds.

L'eau naturelle, par son volume, par son poids,
sa rapidité et sa force de projection, devient un
moteur puissant capable de produire les plus
grands effets. C'est un aliment indispensable à la
vie des animaux et des végétaux. Par sa vaporisation spontanée, elle pénètre dans le sein de l'atmosphère, d'où elle se précipite pour se vaporiser
encore, et se précipiter de nouveau. Après sa
chute elle s'écoule dans les grands centres souterrains, et en sort pour former les sources, les
rivières et les mers. Pendant son trajet dans la
profondeur du globe terrestre, l'eau se charge
souvent d'oxide de fer, d'acide carbonique, de
bi-carbonate de soude, de soufre, de sulfate et

de muriate de soude, et forme ainsi les différentes classes d'eaux minérales qui deviennent thermales lorsque l'eau a pénétré dans de grandes profondeurs de la terre où la température est beaucoup plus élevée qu'à la surface. Ces eaux minérales, thermales ou non, se distinguent par un principe minéralisateur dominant, et par des propriétés thérapentiques qui les distinguent les unes des autres.

L'eau est le plus grand dissolvant de la nature; et si l'on jugeait de ses qualités par la profusion avec laquelle elle est universellement répandue, on resterait convaincu que l'eau, après l'air, est le fluide le plus nécessaire aux habitants de la terre. Aussi, son usage aux besoins de la vie est véritablement universel, puisqu'elle passe de la terre, qu'elle fertilise, dans l'air, qu'elle rend plus propre à la respiration, et de l'air elle retombe sur la terre pour nous servir d'aliment, et nous désaltérer. L'eau pure naturelle conduit moins bien l'électricité que celle qui est chargée d'un sel ou d'un acide. Or, comme elle est toujours chargée dans la nature de quelque substance saline, elle est toujours un bon conducteur de l'électricité; et dans cet état de composition, comme nous le verrons ailleurs, elle devient une source abondante de fluide électrique. L'électricité peut opérer la composition et la recomposition de l'eau, suivant que l'on désire produire l'un ou l'autre de ces deux phénomènes.

Nous venons d'étudier l'eau depuis le moment où elle se présente à sa source et comment elle s'y produit; nous avons examiné ensuite et successivement ses caractères physiques, ses propriétés chimiques, les différents états qu'elle revêt suivant les divers degrés de température dont elle est susceptible; nous avons indiqué sa composition chimique, son action sur les différents règnes de la nature, et le rôle important qu'elle joue dans l'entretien et le développement de la vie des animaux et des végétaux. Mais ce rôle que l'eau joue dans le grand laboratoire de la nature, elle ne le remplit pas toute seule; c'est toujours avec le concours d'un autre corps non moins important à connaître pour nous rendre compte des grands phénomènes électriques qui se passent dans l'atmosphère à la surface et au centre même de la terre. Nous voulons parler du calorique, dont nous allons faire l'histoire rapide dans le chapitre suivant. La connaissance générale de ses propriétés physiques et chimiques, lorsque nous l'étudierons dans ses rapports constants avec l'atmosphère, l'eau et la terre, nous servira à expliquer l'origine de plusieurs sources de l'électricité ainsi que la cause et les effets de plusieurs phénomènes électriques.

CHAPITRE IV.

PROPRIÉTÉS PHYSIQUES ET CHIMIQUES DU CALORIQUE.

Le calorique est répandu dans la nature, on le rencontre dans tous les corps de notre planète, dans le règne inorganique, comme dans le règne organisé. C'est un fluide extrêmement subtil, invisible, impalpable, impondérable, très élastique; capable, quand il est libre, de se mouvoir sous forme de rayons à la manière de la lumière. Le calorique pénètre tous les corps et se met constamment en équilibre avec eux; il peut les décomposer, les fait passer de l'état solide à l'état liquide, et de l'état liquide à l'état gazeux. En s'en séparant, les corps reprennent leur état primitif. Il se combine enfin avec chacun d'eux dans certaines proportions, en les élevant à la même température. Tous les corps de la nature nous font éprouver la sensation du chaud ou du froid, suivant qu'ils possèdent une température plus ou moins élevée à celle de notre corps. Le calorique est la cause inconnue de la chaleur, et celle-ci n'est que l'effet aperçu ou senti que l'impression d'un corps chaud fait sur nos organes. La transmission du calorique a lieu par contact ou par rayonnement, c'est-à-dire à la manière dont la chaleur du soleil nous parvient.

La transmission du calorique par contact a lieu, par exemple, lorsqu'on plonge un thermomètre dans un liquide plus chaud ou plus froid que le milieu dans lequel il se trouvait avant l'expérience; il se mettra en équilibre, le calorique du liquide se partagera avec celui de l'instrument, et le thermomètre dans l'une et l'autre circonstance indiquera un effet plus prompt que si on l'eût exposé à la même température, en dehors du liquide.

Tous les corps de la nature, suivant Leslie, Rumfort, et plusieurs autres physiciens, rayonnent du calorique dans un espace vide, dans l'air et dans tous les gaz. Ce phénomène a lieu en proportion de leur température et de l'étendue de leur surface; de même que la lumière, le calorique rayonnant se réfléchit, c'est-à-dire que les rayons sont déviés de leur direction première lorsqu'ils rencontrent certains corps. Le calorique rayonnant échauffe dans tous les sens les corps qui lui sont présentés à la même distance. Cependant, comme on dit vulgairement que la chaleur monte, on observe, en effet, qu'il se dégage plus de chaleur verticalement au-dessus des corps que dans les autres directions; mais cette différence ne doit pas être attribuée au

rayonnement perpendiculaire, mais bien au dé-
placement de l'air qui est en contact avec le corps,
et qui, devenu plus léger, s'élève et forme un courant d'air de bas en haut. Bien que tous les corps
aient le pouvoir de rayonner et de réfléchir le calorique, cette faculté varie néanmoins en intensité
suivant la nature et la couleur des corps : ainsi
une surface noire et dépolie rayonne plus fortement qu'une surface polie. Le pouvoir réfléchis-
sant produit des phénomènes contraires. En effet,
une surface noire et dépolie réfléchit moins que
la même surface blanche et polie. Le noir de
fumée, qui possède le maximum de pouvoir rayonnant, ne possède presque pas de pouvoir réflé-
chissant. L'or, l'argent, le cuivre, qui présentent
le minimum de pouvoir rayonnant, possèdent
avec le cuivre jaune le maximum du pouvoir ré-
fléchissant.

Le calorique pénètre tous les corps dans lesquels il produit deux effets distincts ; le premier
de ces effets détermine l'élévation de la température : c'est pour cette raison qu'il a été nommé
calorique sensible, parce qu'en effet c'est lui qui
produit sur nos organes la sensation du chaud et
du froid. L'autre a été nommé calorique latent,
parce qu'il produit la dilatation ou les variations
de distance des molécules : c'est lui enfin qui est
destiné à susciter les phénomènes intestins, tau-

dis que le calorique sensible à lui seul agit sur le thermomètre.

Nous avons dit que le calorique était impondérable, on peut démontrer la vérité de ce fait par une expérience fort simple : on mêle de l'acide sulfurique concentré avec de l'eau ordinaire, dont le poids ainsi que celui de l'acide auront été exactement constatés ; au moment du mélange, le vase qui le contient s'échauffe, et tout le liquide dégage une grande quantité de calorique. Si l'on pèse le liquide après le refroidissement, on trouve absolument le même poids qui avait été exactement constaté avant l'expérience.

Le calorique, en pénétrant les corps, ne les affecte pas sensiblement dans certains cas, tandis que, dans d'autres, il les modifie à tel point, que de l'état solide ils passent à l'état liquide, et de celui-ci à l'état gazeux ; la glace, par exemple, éprouvera ces diverses transformations par le seul effet de la pénétration du calorique.

Les corps sont, suivant leur nature, plus ou moins bons conducteurs du calorique. Les métaux doivent être placés en première ligne comme bons conducteurs du calorique, les pierres et le verre viennent ensuite comme le conduisant beaucoup moins ; mais les corps qui ne conduisent presque pas le calorique sont le charbon, les plumes, la soie, la laine, les fourrures, etc., substances qui, pour la plupart, ont aussi la faculté d'isoler le fluide électrique. Les liquides et les corps gazeux jouissent de la même propriété pour le calorique.

Le calorique dilate les corps souvent sans les faire changer d'état, il n'y a que leur volume qui est accru ou diminué suivant qu'il y a en addition ou soustraction de calorique. Le premier effet du calorique est de diminuer la cohésion ; il a la propriété de dilater les corps solides dans tous les sens : une barre de fer, par exemple, que l'on chauffe, augmente, non seulement en longueur, mais même en grosseur, et par le refroidissement elle revient à son volume primitif. Les corps liquides et gazeux augmentent également de volume, comme le fer, par l'addition du calorique ; et, à l'aide du thermomètre, on peut mesurer leurs divers degrés de température.

Dans les corps liquides et gazeux, qui sont moins bons conducteurs que les métaux, la propagation du calorique a lieu de molécule en molécule : aussi, lorsqu'on met de l'eau dans un vase, et qu'on le place sur le feu, la portion inférieure s'échauffe d'abord, se dilate, devient plus légère, elle gagne la partie supérieure pour faire place aux molécules froides qui occupent la partie supérieure, et un mouvement occasionné par la dif-

férence de pesanteur des molécules s'opère de
bas en haut et de haut en bas dans l'intérieur du
liquide. De cette manière, toutes les molécules
de l'eau passent l'une après l'autre sur le fond du
vase, et s'y échauffent successivement. Le phénomène est à peu près le même lorsqu'on étudie
l'effet du calorique sur l'air atmosphérique.

Le calorique spécifique des corps n'est pas le
même pour tous ; par exemple, une quantité de calorique qui élèvera un kilogramme d'eau de o à 3°,
suffira pour élever un kilogramme de mercure
à 100°. La capacité calorifique des corps se mesure toujours en prenant l'eau pour unité.

Les sources du calorique sont nombreuses ; indépendamment du soleil et de l'électricité, les
seules qui doivent nous occuper ici, les combinaisons chimiques, la percussion et le frottement
nous fournissent ce fluide en abondance. On
nomme sources du calorique les phénomènes qui
le produisent. Le soleil qui est placé autour de
notre globe lui fournit à chaque instant des quantités considérables de ce fluide ; ce n'est pas seulement par sa lumière que le soleil échauffe,
mais encore par des rayons inaperçus qui produisent de la chaleur par le rayonnement. La
chaleur nous vient donc du soleil, et la quantité
qu'il produit est subordonnée au temps pendant
lequel cet astre reste sur l'horizon et à son rap-

prochement ou à son éloignement plus ou moins
considérable de l'équateur par rapport aux parties de la terre où l'on observe son influence
comme cause du calorique. La disposition de la
surface du sol par rapport au lever et au coucher
du soleil influe beaucoup sur la température des
heures de la journée comme l'a démontré M. le
docteur Broussais. C'est d'après les distances
plus ou moins éloignées et le degré de perpen-
dicularité des rayons solaires que toutes les parties de la terre ont été divisées en climats et
ceux-ci en saisons. De même que nous en avons
déjà fait la remarque, le jour et la nuit que nous
voyons se succéder en vingt-quatre heures, nous
présentent en petit les différents climats ou les
différentes saisons, puisqu'on y retrouve des différences, des quantités très variables de calorique. C'est d'après l'inconstance ou plutôt d'après
l'inégalité de température que l'on observe dans
les différentes régions du globe terrestre qu'on a
divisé les climats ou les saisons en chauds, froids
ou tempérés.

Si l'on rapproche les effets de l'électricité artificielle de ceux qu'elle doit produire dans la nature ou les appareils en sont beaucoup plus puissants, nous restons convaincus que cet agent
physique devient une grande source de calorique; car, lorsqu'on fait passer une forte charge

d'électricité produite par le plus fort des appareils connus, au travers d'un corps non conducteur
de l'électricité, ou à travers un corps conducteur dont la masse est trop petite pour transmettre tout le fluide, ce corps s'échauffe et fond lorsqu'il en est susceptible; et si l'expérience se fait
dans l'air, il s'enflamme en donnant naissance
quelquefois à la lumière et dans tous les cas à une
grande quantité de calorique.

Le calorique dans la nature est un des agents
qui produisent les effets les plus importants à connaître. Il opère la composition et la décomposition des corps, il désoxide les métaux et les réduit ainsi à leur pureté primitive. L'oxigene, en
se combinant à la plupart des corps simples, laisse
dégager une grande quantité de calorique, le calorique décompose les sels, ou les fait passer à
l'état de fusion. Il en est de même si on pénètre
dans les couches primitives du globe terrestre,
où la température est tellement élevée, comme
nous l'avons indiqué ailleurs, qu'elle peut fondre
tous les métaux, et même les pierres, qui sont
transformées en une substance vitreuse. C'est un
agent que la chimie emploie souvent dans une
foule d'opérations.

Le calorique exerce une très grande influence
sur les corps inorganiques et les êtres organisés,
avec la lumière; les anciens, sous le nom de feu,

le considéraient comme un élément de tout ce qui existe, car il concourt au développement et à la conservation de tous les êtres vivants ; par sa présence, tout vit, tout respire, la nature engourdie se réveille ; les animaux sont disposés à l'amour ; les végétaux se parent de fleurs et de verdure ; ils rendent à l'air, pendant le jour, la pureté qu'ils avaient altérée pendant la nuit, et alors le grand acte de la reproduction des êtres s'opère. L'homme placé à la tête des êtres organisés ressent comme eux les bienfaits de ce principe éminemment conservateur et reproducteur. Mais ce n'est pas seulement par le calorique extérieur que notre économie vit et s'organise, elle a un besoin indispensable de son calorique propre qu'on nomme chaleur animale ; car, si ce principe vivifiant vient à être altéré, il y a maladie, et l'homme qui a perdu sa chaleur naturelle n'est plus qu'un cadavre.

La température extérieure la plus favorable à notre organisme est celle qui marque de 5 à 20° + o du thermomètre centigrade ; lorsqu'elle dépasse ces limites, comme on l'observe dans les climats et les saisons extrêmes, l'homme met en usage tous les moyens qui ont pour objet de conserver la température qui lui est propre. Le calorique artificiel doit être placé en première ligne pour se garantir des effets d'un très grand froid.

Viennent ensuite l'espèce et la nature des vêtements, le genre d'habitation et d'alimentation en
rapport avec la température extrême dont on
veut détruire ou pour le moins atténuer les effets
nuisibles.

Dans les quatre précédents chapitres de la seconde partie, nous avons exposé sommairement
la géographie physique du globe terrestre et les
propriétés physiques et chimiques de l'air atmosphérique; l'eau et le calorique qui pénètrent et
modifient ces deux grands réservoirs de la nature
ont été l'objet d'une étude rapide, mais nécessaire, pour mieux nous rendre compte des causes
productives de l'électricité naturelle.

CHAPITRE V.

SOURCES DIVERSES DE L'ÉLECTRICITÉ NATURELLE.

Dans la première partie de ce travail, nous
avons indiqué les moyens à l'aide desquels on se
procure artificiellement l'électricité, nous avons
vu que le frottement et le contact de métaux hétérogènes sont deux systèmes à l'aide desquels on
se la procure le plus ordinairement; mais, comme
nous le verrons tout à l'heure, la nature, dans son
vaste laboratoire, possède de grands appareils et

des moyens puissants et très nombreux pour développer l'électricité, comme nous l'indiquerons dans ce chapitre ; elle se manifeste, en effet, dans l'intérieur ou à la surface du globe terrestre, dans le sein de l'atmosphère, dans l'intérieur et à la surface des mers, des rivières, des étangs, des marais et de toutes les eaux stagnantes.

§ Ier. *Sources de l'électricité par le frottement.* — C'est l'un des moyens dont on se sert le plus ordinairement dans les laboratoires pour produire l'électricité ; la machine électrique, en effet, repose sur ce système. Les grandes masses d'air qui se frottent les unes contre les autres lorsqu'elles sont agitées par les vents ou par toute autre cause, qui éprouvent une collision plus ou moins vive par leur rencontre avec les montagnes, les forêts, les édifices plus ou moins élevés et d'autres obstacles qui s'opposent à leur marche, sont des causes bien ordinaires de l'électricité atmosphérique. Ces phénomènes ne sont pas toujours sensibles à nos sens, mais ils n'en sont pas moins démontrés et incontestables. M. Biot dit que l'air, lancé au moyen d'un soufflet sur un carreau de vitre, donne lieu à des phénomènes électriques, car le verre est électrisé vitreusement. La différence de température qui existe entre les couches inférieures et supérieures de l'air atmosphérique, détermine des mouvements d'ascension et d'abaissement entre les couches aériennes, à la suite desquels il se produit des phénomènes électriques. Les couches supérieures de l'air, qui sont les plus froides, sont électrisées positivement et les inférieures négativement. Le choc et la compression entre les corps sont, comme le frottement, les causes du développement de l'électricité dans l'air atmosphérique, où nous verrons que l'évaporation et d'autres actions chimiques sont aussi susceptibles de produire de l'électricité.

§ II. *Sources de l'électricité par le contact des corps hétérogènes.* — C'est d'après ce principe qu'est fondée la pile galvanique, par le contact mutuel de deux métaux de nature différente. En effet, si l'on applique l'une contre l'autre deux plaques, l'une de zinc et l'autre de cuivre, l'électricité naturelle sera décomposée : l'un de ses éléments se portera sur le zinc et l'autre sur le cuivre, et le même phénomène a lieu par le contact du corps hétérogène. Or, dans la nature, et par le contact même des substances de nature différente dont le globe terrestre est formé, son rapport constant avec l'atmosphère, on trouve tous les éléments de la pile galvanique ou de la machine électrique; seulement les appareils électriques naturels sont aussi grands que le monde, et ne diffèrent de nos machines que par leur dimension. Nous verrons plus tard l'analogie frappante qui existe entre les marais et la pile galvanique.

M. Peltier a démontré, à l'aide d'un nouvel électromètre qu'il a imaginé, que l'atmosphère n'a pas d'électricité propre, que c'est le globe terrestre, qui est chargé d'une manière permanente d'électricité résineuse, qui agit sur l'électromètre à boule par influence lorsqu'on l'élève ou qu'on l'abaisse.

Le globe terrestre, comme nous l'avons dit, est formé par la superposition des couches de différents âges, dont la composition est très variable; c'est par le contact de toutes ces substances hétérogènes que naissent les phénomènes électriques, l'électricité naturelle est décomposée, l'élément vitré passe dans l'atmosphère, et l'élément résineux reste dans le réservoir commun.

§ III. *Sources de l'électricité par la chaleur et le changement de température.* — La chaleur, en écartant les molécules des corps, les dispose à contracter des phénomènes électriques. Les corps légers, tels que l'amadou, la moelle de sureau ou de maïs, lorsqu'on les chauffe, acquièrent cette propriété d'une manière très remarquable. Lorsqu'on fait chauffer certains corps cristallisés du règne minéral, ils acquièrent les propriétés électriques, et restent dans cet état aussi longtemps que la température s'accroît. Mais lorsqu'elle est devenue stationnaire, les phénomènes électriques cessent de se manifester pour se reproduire de nouveau lorsque la température baisse et que les corps se refroidissent. Chose remarquable, c'est que le point du cristal dans lequel la chaleur développe de l'électricité positive, devient pôle négatif par le refroidissement. Ce phénomène a lieu d'une manière plus prononcée avec diverses espèces de tourmalines. A cette occasion, M. Becquerel a publié un fait fort curieux, qui avait échappé à Bergmann, qui s'était, l'un des premiers, occupé d'étudier les propriétés électriques de ce minéral. M. Becquerel a trouvé que, quand on chauffe une moitié d'un cristal de tourmaline un peu long, sans que l'autre moitié éprouve aucun changement, on ne voit se développer, pendant le refroidissement, qu'une simple électricité, la même qui se manifesterait si la tourmaline entière avait été chauffée, sans qu'on puisse apercevoir la moindre trace de l'électricité contraire dans le bout qui n'a point été mis au feu.

Plusieurs autres corps développent de l'électricité lorsqu'ils sont pénétrés par la chaleur. Ainsi, l'eau, par exemple, qui de l'état de glace passe à l'état liquide, donne lieu à des phénomènes électriques. Lorsqu'elle s'évapore, la portion réduite en vapeur s'électrise négativement, tandis que celle qui conserve son état liquide est électrisée positivement. Lorsqu'au contraire l'eau se congèle avec rapidité dans une bouteille de Leyde, dont l'armature extérieure n'est pas isolée, l'instrument, d'après les expériences de Grothuss, se charge; son armature intérieure acquiert l'électricité positive, et l'armure extérieure l'électricité négative. La cire et le chocolat, en passant de l'état liquide à l'état solide, c'est-à-dire en se figeant, deviennent souvent électriques d'une manière sensible. La condensation d'un gaz est encore une cause de production d'électricité, la partie condensée est animée de l'électricité négative, et celle qui a conservé la forme gazeuse, de l'électricité positive. C'est d'après cette loi que la vapeur d'eau se transforme en nuages orageux, et que ceux-ci par une plus grande condensation forment la pluie et donnent naissance à de l'électricité.

L'expérience démontre donc, comme nous venons de le voir, que le calorique, en dilatant les corps solides, liquides ou gazeux, devient une source puissante d'électricité et que l'abaissement de température produit à peu de chose près les mêmes résultats. Ces phénomènes sont rendus sensibles sur une très petite échelle, et à l'aide d'instruments d'une très petite dimension; mais si nous les examinons dans la nature, nous les voyons se produire constamment dans l'atmo-

sphère par l'élévation de la température pendant
le jour, et son abaissement pendant la nuit. La
dilatation et la condensation alternatives des corps
qui sont soumis aux variations de cette température, soit qu'elle nous vienne du soleil ou de
la terre, toujours est-il que ce sont là de grandes sources d'électricité naturelle; et si nous
ajoutons à ces causes celles non moins fécondes
dont nous avons parlé ou dont nous ferons l'histoire, nous pourrons avancer qu'il n'est pas de
corps dans la nature chez lesquels l'électricité
soit en équilibre parfait.

§ IV. *Sources de l'électricité produite par
l'évaporation.* — Le développement de l'électricité par l'évaporation a été démontré en premier
lieu par Volta, et le fait a été confirmé ensuite
par Saussure. Cependant le phénomène ne se
produit que dans quelques circonstances dont
nous devons la connaissance à M. Pouillet. Ce
savant a démontré que l'évaporation pure et simple ne produit pas d'électricité, à moins qu'il n'y
ait décomposition chimique. Ainsi, si l'on prend
de l'eau distillée bien pure, et qu'on la fasse éva-
porer dans un vase de platine, il ne se produira
aucun phénomène électrique appréciable à nos
meilleurs instruments; mais si l'on ajoute à ce
liquide une quantité quelque petite qu'elle soit,
d'un sel ou d'un acide, alors il y a production d'é-

lectricité au moment ou la vapeur d'eau se sépare des corps auxquels elle était unie. Dans ce cas, la vapeur d'eau s'électrise positivement et le vase négativement. Il est aisé de pressentir de ce fait deux grandes sources d'électricité atmosphérique: en effet, la surface de la terre d'une part, qui laisse échapper sans cesse des vapeurs d'eau dont elle est toujours plus ou moins pénétrée, eau qui contient constamment en dissolution des matières salines; et de l'autre part, la grande étendue des mers, dont l'eau salée laisse échapper dans l'atmosphère des vapeurs aqueuses qui sont chargées d'électricité positive, tandis que l'eau de la mer et celle de la terre conservent l'électricité négative.

§ V. *Sources de l'électricité dans les nuages.* — Les nuages de l'atmosphère, comme nous l'avons dit, sont formés de vapeurs d'eau à l'état vésiculeux. Quelques uns, par une action chimique inconnue, produisent le phénomène particulier désigné sous le nom de tonnerre. Dès leur naissance, ils donnent des signes d'électricité libre. Parvenue à un certain degré d'intensité entre deux portions différentes de nuages, ou entre ceux-ci et le globe terrestre, l'électricité se décharge par une forte étincelle, en donnant naissance aux phénomènes particuliers de la foudre. Lorsque les nuages et la terre ont une faible charge élec-

trique de nature différente, le phénomène électrique s'opère sans bruit; et si l'effet a lieu pendant la nuit, on voit les parties élevées et pointues
du globe terrestre lancer des flammes électriques
qui sont désignées sous le nom de feu *Saint-
Elme*. Ce feu, qui n'est autre chose que le résultat de faibles charges électriques, est un phénomène analogue à celui de la foudre, mais qui se
produit sans aucune espèce de bruit; c'est surtout
en mer qu'on l'observe souvent pendant la nuit.
Lorsque le tonnerre tombe, cela a lieu lorsque
la commotion se produit entre les nuages et le
sol. C'est sur un objet élevé que la foudre frappe
ordinairement, par exemple, un arbre, un clo-
cher, une maison, et cela d'autant plus facilement que l'objet est plus conducteur et terminé
en pointe. Nous avons vu, étant à Saint-Omer, le
tonnerre tomber le même jour sur la maison d'un
marchand de fer, et sur celle d'un ferblantier; cette
remarque fut le sujet d'une observation que nous
adressâmes au Conseil de santé des armées, dans
laquelle, après avoir raconté le fait, nous disions
que, dans l'intérêt de l'hygiène publique, il serait
nécessaire d'établir des paratonnerres sur les maisons destinées au commerce de fer, lorsqu'elles ne
sont pas placées loin des grandes villes.

§ VI. *Sources de l'électricité par la combustion.* — La fixation de l'oxigène sur les corps

combustibles est encore une cause productrice de l'électricité. C'est ainsi, par exemple, que, lorsqu'on brûle du charbon, l'acide carbonique qui se forme et qui s'échappe dans l'air est électrisé positivement, tandis que le charbon qui reste est électrisé négativement. La même chose a lieu dans l'acte de la respiration, phénomène qui a la plus grande analogie avec la combustion. Toutes les autres combustions qui se produisent à la surface de la terre lancent sans cesse dans l'atmosphère une quantité plus ou moins considérable d'électricité.

§ VII. *Sources d'électricité produites par la germination.* — Pendant la germination, les plantes dégagent une certaine quantité d'acide carbonique qui est électrisé positivement, tandis que les vaisseaux organiques dont il provient sont électrisés négativement. Il existe, dans le grand laboratoire de la nature, une foule d'actions et de combinaisons chimiques qui sont autant de sources d'électricité le plus souvent positive, qui se répand dans l'atmosphère, non seulement pendant les temps orageux, mais encore lorsque le ciel est pur et serein.

Dans ce chapitre, nous avons indiqué les sources nombreuses d'électricité que nous offre constamment le globe terrestre et l'air atmosphérique, soit par le frottement des masses d'air entre

elles on par le contact continuel des substances
hétérogènes qui constituent la masse de la terre;
soit par la chaleur, l'évaporation des eaux, les
changements de température; soit par certaines
actions chimiques inconnues, qui se passent dans
les nuages; soit enfin par la combustion, la respiration, la germination, et par une foule d'autres combinaisons chimiques. Cette étude nous fait
voir que les causes de l'électricité, dans la nature,
sont très nombreuses et parfois très puissantes, et
se manifestent le plus souvent par des phénomènes
constants, bien que la plupart du temps ils se
produisent sans affecter nos sens. Il faut qu'une
circonstance quelconque accroisse assez leur intensité pour que les phénomènes électriques qui
constituent le tonnerre viennent à se manifester.

Avant de parler des phénomènes électriques
qui se passent dans l'atmosphère ou au centre de
la terre, nous devons rappeler le rôle que
jouent certains corps de la nature dans la manière
de produire et de transmettre l'électricité; ces
corps, qui conduisent plus ou moins le fluide
électrique, ont reçu par cette raison l'épithète
de corps conducteurs et de non-conducteurs de
l'électricité, dont nous avons parlé au chapitre II, page 7.

C'est du rapport varié de ces derniers corps
entre eux dans la nature, et dans les applications

diverses que nous en faisons à nos besoins, que naissent, se produisent ou se modifient tous les phénomènes électriques dans les êtres inorganiques ou organisés. Maintenant que nous avons indiqué les instruments producteurs de l'électricité naturelle, et les diverses sources qui produisent ce fluide, nous allons étudier les phénomènes électriques qui se passent dans l'atmosphère, à la surface ou au centre de la terre; après quoi nous examinerons l'action qu'ils produisent sur les corps de la nature, et sur celui de l'homme en particulier.

CHAPITRE VI.

PHÉNOMÈNES ÉLECTRIQUES QUI SE PASSENT DANS L'ATMOSPHÈRE
ET AU CENTRE ET A LA SURFACE DE LA TERRE.

Jusqu'ici nous avons examiné l'origine et la nature de l'électricité artificiellement produite, les phénomènes généraux, les lois, les théories diverses des attractions et des répulsions électriques; nous avons décrit les appareils les plus en usage pour se procurer artificiellement l'électricité, étudié son action sur l'homme dans l'état de santé et dans l'état de maladie; nous avons examiné sommairement la géographie physique du globe terrestre, ainsi que les propriétés physiques et chimiques de l'atmosphère, celles de l'eau et du calorique. Les différentes sources de l'électricité naturelle, et l'énumération des corps conducteurs et non-conducteurs de l'électricité ont fait l'objet d'un chapitre particulier. Nous verrons que ces connaissances préliminaires serviront utilement pour l'explication des phénomènes électriques qui se passent dans l'atmosphère ou au centre du globe terrestre, c'est ce qui fera le sujet de ce chapitre; nous supposerons que l'électricité produite par nos appareils est identique à celle qui se développe dans la nature, ce qui paraît démontré aujourd'hui, comme nous aurons l'occasion de le voir tout à l'heure, en parlant des travaux de Nollet et de Franklin et de plusieurs autres physiciens célèbres.

§ Ier. *Phénomènes électriques de l'atmosphère.* — Comme nous l'avons dit dans la première partie de ce travail, la découverte de l'électricité remonte à une époque très reculée, mais ce n'est réellement que vers le milieu du XVIIe siècle que cet agent physique est devenu l'objet d'études sérieuses et nombreuses à l'aide desquelles on est parvenu à établir ses lois, à constater ses effets, et à démontrer l'analogie du fluide électrique artificiellement produit avec l'électricité atmosphérique. En effet, en 1734, Dufay, de l'Académie des sciences, établit la distinction des deux électricités vitrée et résineuse. La première machine électrique fut découverte, en 1746, par Othon de Guenike, et à la même époque Musschenbroeck et Cunéus nous faisaient connaître pour la première fois la bouteille de Leyde. Presqu'en même temps Nollet observa pour la première fois que des corps pointus placés à quelque distance d'un corps électrisé produisaient de la lumière. A la même époque, Franklin reconnut aussi le pouvoir des pointes, qui le conduisit plus tard à sa découverte admirable du paratonnerre; n'ayant pas en Amérique le moyen de mettre sa pensée en évidence, il engagea des physiciens d'Europe à faire des expériences pour vérifier s'il y avait ou non analogie du tonnerre avec l'électricité. En 1753, Dalibard et Canton répondirent en France à l'appel de Franklin et confirmèrent par l'expérience ce que le physicien américain avait prévu, et démontrèrent en outre que non seulement les orages n'étaient autre chose que des phénomènes électriques, mais que chaque pluie était accompagnée d'électricité. Pour parvenir à ce résultat, ce fut le 10 mai 1752 que l'homme osa tirer volontairement les premières étincelles de la foudre, et cet honneur est dû à Dalibard, qui construisit à Marly, près Paris, un appareil presque semblable à celui que

Franklin avait indiqué, et qui consistait en une cabane, au-dessus de laquelle était fixée une barre de fer de 13 mètres environ de longueur et isolée dans sa partie inférieure. Lorsque cette expérience fut connue, on voulut la répéter, on crut qu'il n'était pas absolument indispensable de ne point communiquer directement à la terre, quelle que fût l'intensité de l'électricité des nuages, et Richmann fut victime, à Saint-Pétersbourg, de cette déplorable erreur, car il fut foudroyé en répétant cette expérience. L'inexactitude de la théorie faillit aussi enlever à la science, à la philosophie et à la liberté, celui dont le génie semblait créer des prodiges. Franklin voulut tirer l'électricité des nuages, au moyen d'un cerf-volant, dont il tenait la corde entre ses mains. La joie de cet homme célèbre fut extrême lorsqu'après une légère pluie, la corde mouillée devint plus conductrice, et qu'il réussit à tirer des étincelles Le danger eût été imminent s'il se fût dégagé une plus grande quantité d'électricité ou si la corde eût été plus mouillée.

A la même époque, de Romas imagina un cerf-volant au moyen duquel il exécutait la même expérience. Après avoir donné à son appareil toute la perfection que suggère une prudence éclairée, il tirait du sein d'un nuage chargé d'électricité des étincelles qui avaient plus de 3 mètres de longueur.

Lemonnier fit placer dans son jardin de Saint-Germain-en-Laye une longue tige de métal, aussi bien isolée que possible, avec laquelle il obtint des étincelles, non seulement dans les temps d'orage, mais encore lorsque l'atmosphère était sans nuages. Il trouva, en outre, que l'électricité était soumise toutes les vingt-quatre heures à des variations régulières d'intensité. Baccaria posa plus tard les lois de cette variation, et prouva que dans toutes les saisons, et par tous les vents, l'électricité d'un ciel sans nuages était positive, et par des grands vents lorsque le ciel est couvert de nuages séparés et noirs qui avaient un mouvement lent, dans la plupart des temps humides, mais sans pluie actuelle, son appareil ne donnait aucun signe d'électricité. Enfin, il reconnut encore que dans les mêmes saisons, lorsque le ciel était couvert à la même hauteur, l'électricité n'était pas constamment positive; que lorsque le temps est inconstant et variable, accompagné de bourrasques, de neige, de grêle, de pluie, l'électricité était inconstante tant par la nature que par l'intensité. Baccaria reconnut encore qu'en été, lorsque l'air était rempli de nuages orageux, disposés çà et là, les changements de nature et d'intensité avaient lieu à chaque instant, et qu'il n'y avait aucune électricité dans certaines pluies fines ou brouillards gris; tandis que les autres pluies et brouillards secs n'avaient jamais empêché de recueillir l'électricité.

Nous avons déjà dit combien il faut être prudent pour faire ainsi des expériences qui ont pour objet de soutirer l'électricité des nuages; l'appareil construit par de Romas nous a paru le plus complet, nous croyons utile de le reproduire ici.

De Romas imagina d'entrelacer un fil de fer très fin avec la corde d'un cerf-volant, et pour que l'observateur ne fût pas exposé à des décharges imprévues, l'extrémité inférieure de la corde se terminait par un cordon de soie de 2 à 3 mètres de longueur, au moyen duquel le cerf-volant et le fil métallique se trouvaient isolés. Au lieu d'en tirer des étincelles avec le doigt, ce qui fait que l'observateur reçoit lui-même la décharge, de Romas les tire à l'aide d'un conducteur métallique communiquant au sol par une chaîne, et tenue à la main par l'intermédiaire d'un manche isolant, comme le sont les excitateurs ordinaires. Après avoir donné à cet appareil toute la perfection désirable, de Romas n'hésita point à le lancer dans les nuages les plus orageux, et réussit à faire jaillir pendant des heures entières des jets de feu de 3 mètres de longueur, et qui faisait un bruit analogue à des coups de pistolet. Une lettre qu'il écrivit à cette occasion à Nollet contient les détails d'un spectacle terrible et majestueux dont il fut témoin dans ses expériences. De Romas dit que cette constance des effets électriques qui se produisaient toujours sur les corps conducteurs lui donna tant de sécurité, qu'il ne craignait plus de provoquer le feu avec son excitateur dans les temps mêmes où l'orage était le plus animé, et lorsque les branches de verre de son instrument eurent seulement deux pieds de longueur. Il nous a paru nécessaire de faire cette description pour montrer que les expériences de ce genre ne doivent être entreprises qu'avec beaucoup de précautions.

Nous voyons donc que l'atmosphère se montre dans un état presque constant d'électricité positive, dont les nuages sont autant de conducteurs du fluide électrique, d'où il descend vers la terre en s'élançant sur les corps les plus voisins, par un mécanisme dont nous parlerons au chapitre qui a pour objet l'étude de l'électricité naturelle sur les corps de la nature et sur celui de l'homme en particulier.

§ II. *Phénomènes électriques qui se passent dans le globe terrestre.* — De même que dans l'atmosphère le centre de la terre est le siége où se passent un grand nombre de phénomènes qui se lient le plus souvent avec ceux qui se développent dans l'air atmosphérique et dont la connaissance des uns conduit insensiblement à l'explication des autres; c'est vers ce but que nous avons étudié dans deux chapitres séparés la géographie physique du globe terrestre d'une part et l'atmosphère de l'autre.

L'attraction réciproque entre toutes les parties de la matière constitue dans la nature la seule force primitive, qui n'est elle-même qu'une puissance émanée de la puissance Divine. Elle a suffi pour produire le mouvement de l'univers ainsi que toutes les autres forces qui l'animent; la force primitive produit deux effets principaux, l'attraction et la répulsion. L'attraction maintient la cohérence entre les molécules des corps; la répulsion ou l'impulsion, au contraire, tend à les séparer. On ne connaît les forces qui animent l'univers que par le mouvement et par ses effets; les forces générales de l'attraction et de la répulsion peuvent être considérées comme des matières subtiles analogues à la lumière, à la chaleur, à l'électricité, au son, et aux odeurs; ces forces en un mot ne signifient rien de matériel.

Nous avons vu au chapitre premier que la terre est douée d'une chaleur qui lui est propre, et que cette chaleur s'accroît à mesure qu'on descend dans la profondeur des couches primitives; c'est à ce fluide qu'est principalement dû le feu particulier de l'électricité.

Le fluide électrique n'agit pas seulement dans l'atmosphère et à la surface du globe, il se produit également, et même avec beaucoup plus de force, à l'intérieur du globe où il se forme, des phénomènes d'attraction et de répulsion. C'est surtout dans les cavités qui se trouvent au-dessous des couches extérieures de la terre que l'électricité produit les plus grands effets : elle fait jaillir dans tous ces espaces vides des foudres souterraines plus ou moins puissantes. La présence de quartz, de jaspes, de granits et autres matières vitreuses dont ces cavités sont formées, constituent des vases isolants qui produisent et retiennent l'électricité jusqu'à ce qu'une cause quelconque les mette en communication les uns avec les autres. Ces matières vitreuses naturelles sont électrisables, comme nos verres factices, par le frottement; elles renferment dans leurs cavités des masses d'eau, des débris des corps organisés, des terres humides, des pierres calcaires et divers filons de nature métallique qui se trouvent enveloppés et isolés par les matières vitreuses, de la même manière que les nuages sont séparés les uns des autres par un air sec isolant. Ces matières sont conductrices du fluide électrique, et quelques unes même sont très combustibles. L'ensemble de ces substances conductrices renfermées dans des cavités vitreuses isolantes, offre beaucoup d'analogie avec les conducteurs de nos machines électriques. Lorsque ces cavernes électriques sont mises en communication les unes avec les autres par des conducteurs quelconques, alors il se produit par la rencontre des deux électricités contraires dont les conducteurs naturels sont animés, des commotions terribles qui donnent naissance à de véritables foudres souterraines à la suite desquelles se montrent les volcans, avec ou sans accompagnement de tremblement de terre. Les conducteurs les plus ordinaires de ces cavités souterraines, chargés, comme nous l'avons dit, d'électricité de nature différente, sont formés de courants d'eau pluviale ou autre qui s'infiltrent par les fissures de la terre jusqu'aux couches les plus profondes. La foudre souterraine, ainsi produite, enflamme les matières combustibles, les explosions se multiplient avec violence au point de soulever des terres, des rochers d'une grande dimension et des portions de terre d'une grande étendue.

Lorsque les matières fondues et rejetées par les volcans coulent à la surface de la terre, ou qu'elles s'élèvent en colonnes ardentes au-dessus des cratères, elles attirent le fluide électrique des divers corps qu'elles rencontrent, et même quelquefois celui des nuages suspendus à peu de distance de la surface de la terre, et l'on voit alors jaillir de toutes parts des foudres aériennes qui s'élancent vers les matières enflammées vomies par les volcans, car, comme nous l'avons indiqué en parlant des corps conducteurs de l'électricité, la flamme qui résulte des corps organisés en combustion est très conductrice de l'électricité, comme l'a démontré M. Latour d'Aigurs, dans une lettre qu'il écrivit à M. d'Aubenton, à l'occasion de l'extinction complète de la flamme d'un four, qui eut lieu à la Tour d'Aigures, chez le nommé Aubert, faïencier, pendant un temps d'orage.

Les eaux de la mer, ainsi que la flamme des feux volcaniques, sont aussi les conducteurs qui conduisent l'électricité de l'une à l'autre cavité souterraine; il en résulte une succession de secousses, de tremblements de terre qui se propage instantanément, à la distance de plusieurs centaines de lieues, suivant la disposition des matières combustibles. Ces commotions terrestres sont beaucoup plus fortes que la foudre des airs, dont la force suffit cependant pour renverser les édifices les plus solides et des blocs de roche de plus de 50 mètres cubes. C'est avec la chaleur propre de la terre, qui est beaucoup plus élevée que celle de l'atmosphère à la hauteur des nuages, que se forment les phénomènes électriques

qui occasionnent les commotions terrestres et que
se sont formés le grand nombre de volcans actuellement agissants et un bien plus grand nombre
de ceux qui sont actuellement éteints. Aussi ,
toutes les explosions auxquelles l'électricité souterraine a la plus grande part laissent-elles après
elles des cavités nombreuses et des boursouflures
qui constituent les collines et les montagnes. C'est
ainsi que le Vésuve, l'Etna, et les autres volcans ,
tant agissants qu'éteints, sont entourés de matières
volcaniques , projetées par les feux souterrains et
qui ont dû laisser à leur place des cavités égales
à leur volume.

Si de l'Italie nous passons en France, nous trouvons des volcans éteints en assez grand nombre.
En Bretagne et en Auvergne, par exemple, les
villes de Riom, de Clermont, d'Issoire ne sont
bâties qu'avec des laves, et ne reposent que sur
des laves. Le Bourbonnais, la Bourgogne, auprès
du Mont-Cenis, présentent aussi des indices de
terrains volcanisés qui s'étendent en remontant la
Loire jusqu'à sa source. Le Vivarais, qui est atte-
nant au Velay, présente aussi un grand nombre
de cratères de volcans éteints et des chaussées de
basaltes que l'on peut suivre dans leur longueur
jusqu'à Rochemaure au bord du Rhône , puis
leur développement s'étend jusqu'à Agde, où la
montagne Saint-Loup offre des escarpements

d'une grande épaisseur et d'une hauteur considérable. Près d'Agde, les laves s'enfoncent sous la mer pour reparaître entre Marseille et Toulon, où l'on trouve le volcan d'Ollioules et celui de Courves. Là, les Alpes maritimes ont arrêté en partie les feux souterrains de la Provence et les ont empêchés de joindre directement ceux de l'Italie en ligne droite ; ils se divisent en deux branches, dont l'une se dirige par une communication sous-marine vers la Sardaigne, coupe le cap Carbonara, traverse les montagnes de cette île, replonge dans les mers pour reparaître à Carthagène, pour se joindre à la chaîne volcanisée du Portugal, et traverse ensuite une partie de l'Espagne. L'autre branche volcanique se dirige également par la mer, pour aller joindre l'Italie et se porter sur Gênes et Florence. Tout le monde sait que l'Italie et la Sicile sont presque entièrement embrasées par le feu électrique des volcans, où il en existe encore deux actuellement agissants, comme nous l'avons déjà dit, le Vésuve et l'Etna. Le Vésuve, en effet, est un véritable foyer en activité, couronné de toutes parts des produits de la foudre terrestre. Il est des villes qui sont ensevelies à 600 mètres de profondeur par des matières vomies par ces volcans, qui jettent des flammes tellement considérables qu'elles éclairent la mer au loin. On trouve autour de ces feux terrestres des laves et des pierres ponces en très grande quantité.

C'est sans doute par le même mécanisme que les foudres souterraines se sont introduites sur le continent africain. C'est le plus souvent sur le bord de la mer, comme nous l'avons dit, qu'elles manifestent leurs effets, par la raison que les eaux de la mer pénètrent dans les cavités souterraines placées à leur proximité, et servent ainsi de conducteur au fluide électrique, dont l'explosion détermine des secousses de tremblement de terre, et dont la durée et l'étendue sont plus ou moins considérables. Nous avons sous nos yeux une preuve vivante des effets produits par la foudre souterraine sur les terres qui se trouvent dans le voisinage des mers. La ville d'Oran fut presque entièrement détruite, en 1788 ou 89, par un tremblement de terre qui renversa le fort Santa-Cruz et une partie de la Casbah, placés sur la chaîne des montagnes situées au sud-ouest de la ville. Une note que je dois à l'obligeance de M. Nogues, chirurgien sous-aide de l'hôpital militaire d'Oran, donnera tous les détails de cet événement, que j'ai pu recueillir sur les lieux.

« Le bey Mohamed s'empara d'Oran en 1789; un tremblement de terre eut lieu sept ou huit mois auparavant, au commencement de l'été. Caddour-ben-el-Chaous, indigène de qui je tiens ces détails, était alors enfant, et pour mieux désigner l'époque de l'année, il me disait : je me rappelle que je mangeais alors beaucoup d'abricots.

« Les secousses durèrent deux ou trois jours ; quant au nombre, à la durée, à l'intervalle et à la direction, je n'ai pu rien apprendre. La violence des secousses fut telle que le fort de Santa-Cruz, une partie de la Casbah et la plupart des maisons furent abattus. Un grand nombre d'habitants périrent sous les décombres ; ceux qui échappèrent à la mort cherchèrent un refuge de l'autre côté du ravin, dans le lieu qu'occupe aujourd'hui la rue des Juifs ; ils y établirent des baraques en planches. »

Il n'existait alors aucune habitation dans le quartier populeux des Juifs, ni dans l'espace qui le sépare de la mairie et du Château-Neuf. La seule construction alors existante était le donjon du Château-Neuf ; il est, ainsi que la mosquée de l'hôpital, de construction arabe. La mosquée de la rue Philippe est un édifice turc postérieur à l'occupation du bey Mohamed.

« Un fait qu'on cite comme des plus remarquables, c'est que le tremblement de terre ne se fit pas sentir à l'est du Ravin ; cependant, en considérant que le ravin sert de limite à la chaîne de montagnes qui s'étend vers l'ouest, et que les terrains qui composent ses deux rives sont de nature toute différente, on comprend que l'une d'elles eût éprouvé des secousses qui n'ont point atteint sa voisine. Mohamed-ben-Chaous me signale encore l'extrême abondance des pluies, qui, cette année, commencèrent de très bonne heure. »

C'est donc aux phénomènes électriques souterrains qu'il faut attribuer la cause des tremblements de terre, du moins à ces tremblements les plus fréquents et les plus violents, ceux qui se font sentir presque au même moment à plus de cent lieues de distance et dans tout l'espace intermédiaire. C'est le coup électrique qui se propage subitement et aussi loin que s'étendent les corps qui peuvent lui servir de conducteurs. Les secousses en sont quelquefois si violentes, que les terres, en s'élevant ou en s'abaissant, changent la position des sources et la direction du cours des eaux. On ne doit pas cependant confondre les tremblements de terre occasionnés par l'électricité avec la chute et l'affaissement subit des cavernes intérieures du globe; ce sont alors des commotions, ou plutôt des trépidations qui ne se font sentir qu'à de petites distances.

La force de l'électricité agit quelquefois à la surface de la terre en changeant de nature et en produisant de nouveaux phénomènes. Elle se modifie, en effet, pour donner naissance à une autre force à laquelle on a donné le nom de magnétisme. Mais agissant d'une manière bien moins générale que l'électricité, le magnétisme se dirige sur les matières ferrugineuses, et ne se montre que par les effets de l'aimant et du fer, lesquels seuls peuvent fléchir et attirer une portion du courant électrique universel, qui se porte directement, et en sens contraire, de l'équateur aux deux pôles.

Les effets du magnétisme et de l'électricité, avec l'effet général de l'attraction qui appartient à toute matière et les trois forces agissent à une distance plus ou moins considérable pour former l'attraction universelle.

En résumé, c'est principalement la chaleur propre du globe terrestre qui produit le feu particulier de l'électricité. Les émanations continuelles de cette chaleur intérieure s'élèvent perpendiculairement à chaque point de la surface de la terre. Elles sont bien plus abondantes à l'équateur que dans toutes les autres parties du globe. Assez nombreuses cependant dans les zones tempérées, elles deviennent pour ainsi dire nulles aux régions polaires, qui sont couvertes de neige et resserrées par la gelée. Le fluide électrique, par conséquent, ainsi que les émanations qui le produisent, ne peuvent donc jamais être en équilibre autour du globe terrestre.

C'est sans nul doute au feu intérieur de la terre

qu'il faut attribuer la température élevée des eaux thermales, et dont les sources sont nombreuses dans les Pyrénées, et s'étendent même à une distance plus ou moins éloignée de leur croupe. La rive gauche de l'Adour, par exemple, présente un assez grand nombre de ces sources. La ville de Dax possède une fontaine d'eau bouillante dont la source est très abondante, et qui attire la curiosité de tous les voyageurs. On en voit aussi le long de la même rive, aux Baignots et à Tiercis, mais l'eau coule dans ces localités en moins grande abondance que dans la fontaine de Dax. A Tiercis, depuis un grand nombre d'années on a formé un établissement d'eaux thermales qui s'est acquis une assez grande réputation pour le traitement de certaines affections chroniques. Chose digne de remarque, c'est qu'à côté de la fontaine d'eau bouillante de Dax, se trouve, à quelques centimètres de distance un puits d'eau froide, qui sert à graduer l'eau bouillante, et à l'abaisser aussi à la température des bains, dont un établissement est formé près de la fontaine d'eau bouillante.

Nous avons étudié jusqu'ici les phénomènes électriques qui se passent dans l'atmosphère, dans l'intérieur et à la surface du globe terrestre, nous avons reconnu que la foudre céleste et les tremblements de terre étaient occasionnés par de grandes décharges électriques qui ont la plus

grande analogie avec celles que l'on produit artificiellement avec de fortes batteries.

§ III. *Phénomènes électriques qui se passent à
la surface de la terre.* — Nous trouvons, dans la
constitution géographique des marais, une analogie frappante avec la pile galvanique; en effet,
la nature différente des terrains bas humides
n'acquiert d'activité que lorsque l'eau est chargée
de matières organiques ou qu'elle tient en dissolution des substances acides ou salines. C'est alors
que la pile marécageuse produit sur l'économie les
plus grands effets. C'est ainsi que les marais salants,
et ceux formés par les eaux de la mer mêlées aux
eaux douces, sont plus malsains que les autres, et
que, lorsque les marais sont desséchés ou submergés, les effets nuisibles sur la santé disparaissent
presque toujours. Nous aurons occasion de revenir sur cette grave question plus tard, où nous
verrons que l'insalubrité des marais a pour cause
les grands courants électriques.

Nous n'avons examiné, jusqu'à présent, le développement de l'électricité que dans trois circonstances principales, le frottement, le contact des
corps hétérogènes, et l'influence à distance d'un
corps électrisé. Nous avons énuméré, pour ainsi
dire, au chapitre des sources de l'électricité, les
autres causes productrices de ce fluide dans la
nature; nous avons vu que la chaleur et le changement de température, l'évaporation, une ac-

tion chimique inconnue dans les nuages, la combustion et la germination produisaient, soit dans l'atmosphère, soit dans l'intérieur du globe terrestre, des états électriques presque constants; que presque toujours aussi l'atmosphère était électrisée vitreusement et la terre résineusement; que ces deux grands milieux, ainsi animés par une électricité contraire, doivent exercer l'un sur l'autre un mouvement d'attraction dont la force est subordonnée à l'intensité électrique. Nous avons vu que certains corps naturels, l'aimant, par exemple, possède un état électrique permanent, qui ne diminue, ni dans le vide, ni par le contact de l'air et des bons conducteurs, n'agissant constamment que par influence, et sur certains corps, sur le fer en particulier, et que l'ensemble de ce phénomène a reçu le nom de magnétisme.

Le frottement des masses d'air les unes contre les autres paraît être une cause puissante d'électricité, malgré les objections de plusieurs physiciens; car, dit M. Biot, et nous devons reproduire encore ici l'opinion de ce célèbre physicien, si l'on dirige un courant d'air atmosphérique contre la surface d'un carreau de verre au moyen d'un soufflet, le carreau prend l'électricité vitrée, etc. (*Pièces élémentaires de physique expérimentale*, t. I, p. 77). L'air agité par les vents et poussé contre des corps durs, contre les montagnes, les forêts, contre les bâtiments de toute espèce, et peut-être par le frottement que l'air éprouve par la révolution de la terre, doit produire dans l'atmosphère de grandes quantités d'électricité. Le changement et la différence de température entre deux corps deviennent aussi une nouvelle source d'électricité; nous avons dit que les régions inférieures de l'atmosphère étaient constamment plus chaudes que les régions supérieures. Dès que deux masses d'air de température différente viennent à se frotter, il y a production d'électricité; la plus froide s'électrise vitreusement, et la plus chaude résineusement, en vertu de cette loi qui se vérifie pour tous les corps de même nature dont la température est différente et qui s'électrisent quand on les met en contact les uns avec les autres.

De toutes les actions chimiques qui se passent dans l'atmosphère, l'évaporation est celle qui devient une des plus grandes causes d'électricité. Si l'on considère, en effet, la vaste étendue des mers, celles des rivières ou fleuves, des lacs, des marais, et même l'évaporation qui se produit à la surface du globe terrestre après un temps de pluie, nous resterons convaincu de la vérité de ce résultat. Nous avons dit ailleurs comment M. Pouillet explique les conditions indispensables à l'accomplissement de ce phénomène. En effet, l'eau dans la nature contient toujours des quantités plus ou moins appréciables de matières salines, en dissolution ou en suspension; aussi produit-elle toujours en s'évaporant de l'électricité positive qui suit la vapeur, tandis que l'eau ou le sel conservent l'électricité négative. Si l'on opérait avec de l'eau distillée pure, comme l'a démontré M. Pouillet, il n'y aurait point production d'électricité.

L'électricité atmosphérique ne se manifeste pas seulement pendant les temps d'orage et lorsque le tonnerre gronde, mais encore elle produit des phénomènes très importants à étudier qui se montrent constamment même pendant les temps les plus calmes.

Lorsque le temps est serein, que le ciel est pur et sans nuages, l'atmosphère est toujours chargée d'électricité positive, qui peut devenir négative par l'influence des nuages situés à une distance plus ou moins éloignée; les vents légers même peuvent faire varier l'intensité de cette électricité qui est soumise à une période diurne.

En général, l'électricité atmosphérique est faible au moment du lever du soleil, mais elle augmente en intensité à mesure que le soleil s'élève et que les vapeurs les plus rapprochées de la surface de la terre s'épaississent.

En été, cette période de croissance dure jusqu'à six ou sept heures du matin ; au printemps et en automne, jusqu'à huit ou neuf heures ; en hiver, jusqu'à onze heures ou midi, peu à peu la tension atteint son maximum. Pendant ce temps l'humidité de l'air augmente, il se produit des vapeurs vers les régions inférieures, et à l'époque des saisons froides il se forme des brouillards. Aussitôt que l'électricité a acquis son maximum de tension, elle décroît rapidement d'abord, plus lentement jusqu'à deux heures de l'après-midi, moment où elle est à peine plus forte qu'au lever du soleil. En été, ce mouvement décroissant dure plus longtemps qu'en hiver. Lorsque le soleil s'approche de l'horizon, l'électricité commence à croître de nouveau ; cet accroissement est plus sensible au moment du coucher du soleil et pendant le crépuscule ; il atteint un nouveau maximum deux heures environ après le coucher du soleil. Alors encore, comme cela a lieu le matin, des vapeurs se forment, l'humidité augmente, et le serein tombe. Des observations faites par Kaemtz, sur les Alpes, semblent démontrer qu'il n'y a qu'un maximum d'électricité le soir, et un minimum le matin.

Outre la période diurne, on a aussi observé une période annuelle ; l'électricité positive des temps sereins est bien plus forte en hiver qu'en été, sans cesser de varier d'une manière régulière dans l'intervalle qui sépare ces deux saisons.

L'expérience démontre que l'intensité de l'électricité vitrée dans l'atmosphère croît avec la hauteur; mais M. de Saussure pense que l'on observerait une électricité aussi forte dans une plaine que sur le sommet d'une montagne, si nous n'étions pas dominés par les objets environnants, ce qui prouve que les abris que forment les habitations ont une grande influence sur la manifestation des phénomènes électriques. L'électrisation par influence s'opère dans la nature comme par le moyen de nos machines. La couche inférieure de l'atmosphère que nous supposons non électrisée, lorsqu'au contraire une autre couche d'air placée au-dessus est électrisée et comme suspendue au-dessus de l'autre, agira par sa partie inférieure sur le nuage inférieur par influence plutôt que par contact, bien que les deux modes d'action puissent s'opérer simultanément. Il y aura production d'électricité par le même mécanisme que dans l'expérience de la machine électrique, lorsqu'on met en présence deux conducteurs dont l'un des deux seulement est électrisé; il y a alors électrisation par l'influence d'un corps électrisé à distance. Mais les phénomènes électriques de l'atmosphère dans ce cas seront d'autant plus marqués que ces deux conches aériennes seront séparées par de l'air humide, qui, comme nous l'avons dit, est plus conducteur que l'air sec. Du reste, suivant que l'état thermométrique et hygrométrique de l'atmosphère est différent, on doit obtenir des tensions électriques fort inégales. C'est toujours l'électricité positive de l'atmosphère qui agit sur la tige de l'électromètre, attire l'électricité négative de la verge métallique qui provient de la décomposition par influence de l'électricité naturelle et l'électricité positive est repoussée dans la partie inférieure.

Lorsqu'on veut expliquer les variations diurnes et annuelles de l'électricité, on doit porter la plus grande attention à l'état hygrométrique et thermométrique de l'air. Nous avons vu qu'après le lever du soleil, l'évaporation commence avec l'accroissement de la température; il s'élève une foule de vapeurs chargées d'électricité positive de manière qu'il se trouve dans les couches inférieures un plus grand nombre de corps électrisés que pendant la nuit. A mesure que la température s'élève, l'évaporation devient plus active; mais en été, il se produit en même temps un courant ascendant qui entraîne les vapeurs dont la quantité diminue en bas vers les neuf heures du matin. Dès que le courant ascendant devient plus énergique, les vapeurs s'élèvent plus vite, la sécheresse augmente en bas, la tension diminue, et on trouve un maximum qui succède à la plus grande chaleur diurne. Alors le courant ascendant se ralentit, les vapeurs ne s'élèvent plus autant, l'air devient plus humide, les particules aériennes douées d'électricité agissent plus fortement sur l'électromètre, par l'intermédiaire de l'air humide la tension augmente et l'électricité atteint son maximum.

La température diminuant, l'évaporation est moindre, les vapeurs se précipitent en forme de rosée, un grand nombre de vésicules électrisées disparaissent de l'atmosphère, et la tension électrique diminue jusqu'au lendemain matin. En hiver, l'évaporation et la végétation étant moins actives qu'en été, la tension électrique est cependant plus forte, par la raison que l'air a un pouvoir moins isolant, et qu'étant plus humide, il permet à un plus grand nombre de particules d'agir sur l'instrument.

Lorsque l'eau de l'atmosphère, réduite en vapeur pendant le jour, se condense par la fraîcheur des nuits et se précipite sous forme de rosée à la surface de la terre, ou bien elle se convertit en brouillards, et dans d'autres circonstances en pluie qui tombe par averses ou en petite quantité qu'on appelle pluie fine; dans tous les cas, il y a toujours de l'électricité mise en liberté.

Elle est positive dans la rosée et les nuages, car de Saussure affirme n'avoir jamais vu de brouillards sans un développement d'électricité qui est en général positive et plus abondante en hiver qu'en été.

Lorsque la pluie ou la neige tombent des régions supérieures de l'atmosphère, il y a production d'électricité, tantôt positive, tantôt négative; la direction des vents influe aussi sur la nature de l'électricité produite. Avec les vents du nord, le nombre de pluies positives est relativement plus grand qu'avec les vents du sud : la différence des deux nombres obtenus par Schubler et Hemmer tient à des circonstances locales et aux conditions climatériques qui n'étaient pas les mêmes.

Suivant l'opinion de Schubler, de Tralles et de Volta, l'origine de l'électricité négative de la pluie tiendrait à ce que les gouttes aqueuses, traversant un air sec, se changent, en partie, en vapeurs qui entraînent l'électricité positive, tandis que l'eau de la pluie reste à l'état négatif.

De tous les phénomènes électriques qui se manifestent dans l'atmosphère, ceux produits par la formation des nuages sont les plus évidents et aussi ceux dont le rôle est le plus difficile à analyser.

En effet, les nuages orageux sont en général d'abord petits, grossissent assez rapidement et

semblent s'accroître par les vapeurs qui les entourent. En peu de temps, le ciel, dont le bleu
est ordinairement très pâle, se trouve recouvert
de nuages. Dans certains cas, ils se forment sur
différents points de l'horizon où ils restent isolés
et finissent par se réunir. Dans cette circonstance,
la masse entière des nuages présente des opposi-
tions de lumières fort curieuses, d'un gris foncé
dans certains cas; dans d'autres, elle offre des
couleurs brillantes passant au jaune, parsemées
de stries allongées d'un gris foncé. Nous avons
vu en Grèce, et principalement à Patras, des
effets de lumière qu'on remarquait quand le soleil est près de se coucher; les nuages sont jaunes,
rouges, gris ou bleus à l'ouest, en présentant souvent un rideau, dont le nombre et la variété des
couleurs sont admirables.

Les orages sont ordinairement précédés d'un
abaissement lent et continu du baromètre, l'air est
calme, la chaleur quelquefois est étouffante, cela
tient au défaut d'évaporation de la surface de notre
corps; mais cette chaleur n'affecte pas le thermomètre en proportion de l'effet énervant qu'elle
produit sur l'organisme. Les nuages accumulés
et distants dans une partie plus ou moins élevée
de l'atmosphère, sont différemment électrisés; et
quand la précipitation instantanée de la vapeur
d'eau dégage une certaine quantité d'électricité,

il y a alors éclair qui n'est autre que le passage de l'électricité d'un nuage à l'autre ou d'un nuage à la terre. Dans un temps plus ou moins éloigné de l'éclair, suivant la distance de l'orage à l'observateur, on entend une explosion, c'est-à-dire le coup de tonnerre. Mais il y a quelquefois des éclairs sans explosion perceptible, ce qui arrive lorsque la charge est faible ou que l'air qui entoure les nuages est très humide.

M. Arago a fait voir que les orages pouvaient être engendrés par un certain nombre de nuages agglomérés ou superposés ; mais il cite aussi plusieurs exemples empruntés à Marcorelle, Duhamel, du Monceau et M. Hossard, où la foudre est sortie d'un nuage isolé, très petit. Ces faits ne coïncident nullement avec l'opinion de Franklin, celle de de Saussure et de Baccaria qui n'admettent pas qu'un nuage unique puisse être orageux. Cependant nous croyons avec M. Arago qu'un seul nuage peut produire l'orage lorsqu'il est rapproché de la terre électrisée résineusement et le nuage unique électrisé vitreusement.

On dit généralement que l'éclair se meut de haut en bas, quoiqu'il existe de nombreux exemples où il a suivi une direction contraire. M. Arago distingue trois espèces d'éclair : 1° *éclairs en sillons*, qui décrivent ordinairement des zigzags dans l'espace ; quelquefois ils se bifurquent ou se tri-

furquent à leur extrémité, quelquefois ils donne-
raient même à penser que leur division peut aller
bien plus loin. Ainsi, le 3 juin 1765, dit M. Arago,
la foudre pénétra au même instant par quatre
points différents et fort éloignés les uns des autres
dans le collége de Pambroke à Oxford; et en
avril 1718, vingt-quatre églises furent foudroyées
aux environs de Saint-Pol-de-Léon, quoiqu'on
n'eût entendu que trois coups de tonnerre.

2° *Les éclairs diffus*, qui se présentent sous la
forme de lueurs qui illuminent les contours des
nuages; ce sont les plus communs et les plus fréquents dans un orage.

3° *Les éclairs sphériques ou globes de feu*;
ceux-ci se meuvent avec lenteur des nuages à la
terre et sont visibles pendant plusieurs secondes.
M. Arago, qui en cite un grand nombre d'exemples, démontre ensuite que les éclairs de la première et de la deuxième classe n'ont pas une durée égale à la millième partie d'une seconde de
temps. Les orages peuvent se diviser en deux
classes par rapport aux causes qui les produisent:
les uns sont dus à l'action des courants ascen-
dants, les autres à la rencontre de deux vents
opposés de température différente. Les premiers
se montrent plus particulièrement dans les pays
chauds et pendant la saison des chaleurs de tous
les climats. Trois conditions sont nécessaires à la

formation des orages ; un grand calme de l'atmosphère, un sol plus ou moins humide, et un temps serein. Par l'élévation de la température de la couche d'air qui se trouve en contact avec le sol, il se produit une force d'ascension de l'air inférieur vers les couches supérieures de l'atmosphère. Par le contact de ces deux airs, dont la température est très différente, il se produit une condensation vers les régions supérieures de l'atmosphère ; des nuages se forment ; la température de l'air inférieur baisse, parce que les rayons solaires n'arrivent plus à la surface de la terre qui se trouve pour ainsi dire obscurcie par un rideau nébuleux qui arrête les rayons solaires. Il peut arriver sous l'influence de ces circonstances que les nuages soient dissous par les courants d'air sec et chaud qui s'élèvent, et par le moindre vent l'orage disparaît. Si la différence de température entre les couches inférieures et supérieures est très grande, des masses d'air froid se précipitent vers la terre, les vapeurs se condensent rapidement, et il se produit un grand développement d'électricité, les orages se forment ordinairement pendant la plus grande chaleur diurne. Mais l'orage ne se termine pas toujours par le tonnerre, quoique l'atmosphère se trouve fortement électrisée ; le fluide électrique alors s'écoule et se dissipe sans bruit, quelques éclairs seuls annoncent à nos sens l'existence de l'orage.

Une autre cause de l'orage qui appartient à la seconde classe dont nous avons parlé, c'est la rencontre des vents du sud, lorsqu'ils entrent en lutte avec les vents du nord. En effet, à leur point de rencontre, il se forme des nuages orageux, à la suite desquels on observe de violentes averses. Dans ce conflit de deux vents de température différente, il y a production d'électricité qui occasionne l'orage, si elle se montre en assez grande quantité, ou bien le phénomène se termine par des pluies d'averse qui sont accompagnées ordinairement de quelques signes peu sensibles d'électricité.

Les orages sont plus fréquents pendant les saisons chaudes et dans les climats où la température est la plus élevée. D'après M. Arago, dont on ne saurait trop citer l'autorité, les points de la terre où les orages se montrent le plus fréquemment sont : Calcutta, Patna, Rio-Janeiro, Maryland, Martinique, Abyssinie, Guadeloupe, Viviers, Québec, Buenos-Ayres, Demainvillers, Smyrne, Berlin, Padoue, Strasbourg, Maestricht, la Chapelle près Dieppe, Toulouse, Utrecht, Tubingue, Paris, Leyde, Athènes, Polpero, Pétersbourg, Londres, Peking, le Caire.

Il paraît que nulle part les orages ne se montrent avec autant de force qu'entre les tropiques pendant les saisons humides et au changement de mousson. Le matin le ciel est serein, mais vers midi il se couvre rapidement de nuages, et dans le bas l'électricité est plus forte que dans les latitudes septentrionales. Les roulements du tonnerre sont beaucoup plus forts qu'en Europe. Ces orages sont si fréquents et se manifestent avec une telle violence dans ces contrées, que Kaemtz propose de les appeler la région des orages éternels.

En général, les orages sont plus fréquents sur les côtes et les contrées hérissées par les montagnes que sur mer et dans l'intérieur des continents.

Dans les pays des montagnes, les orages sont plus fréquents sur la rive occidentale de la chaine que dans la plaine.

Nous avons pu voir par nous-même la fréquence des orages au nord de la Méditerranée; et contrairement à l'opinion des anciens, que les orages sont fréquents en Grèce en automne et au printemps, nous ne les avons remarqués que très rarement; car, en consultant le relevé de nos observations météorologiques, faites en 1828 et 1829 à Navarin, Patras et Coron, nous n'avons remarqué que cinq jours de tonnerre pendant l'automne de 1828 et le printemps de 1829. En revanche les tremblements de terre y sont beaucoup plus fréquents; car, pendant la même époque, nous

avons ressenti et noté les effets de huit secousses.
Mais chaque fois la commotion était de très courte
durée et assez faible pour ne pas produire le
moindre bouleversement à la surface de la terre.

Sur la côte septentrionale de l'Afrique que nous
avons habitée dans plusieurs points, à l'est et à
l'ouest, les orages sont beaucoup plus fréquents
que les tremblements de terre. En 1838 et en
1839 à Bougie et à Bone, en 1845 à Alger, en 1846
et jusqu'à la fin de mai 1847 à Oran, nous avons
observé plusieurs jours pendant lesquels le tonnerre s'est fait entendre, tandis que nous n'avons
jamais ressenti de secousses de tremblement de
terre. A part celui dont nous avons parlé qui ra-
vagea la ville d'Oran en 1789, la foudre terrestre
en Algérie, depuis l'occupation française, ne s'est
montrée que très rarement et encore par des secousses très faibles et de courte durée.

Il y a des éclairs sans tonnerre, comme nous
avons dit qu'il pouvait y avoir des orages sans
éclairs ni tonnerre appréciables à nos sens; c'est
ce qu'on observe, en effet, lorsque l'orage est situé à l'horizon ou qu'il est trop éloigné de l'observateur pour être entendu. C'est encore un orage
sans bruit et avec production de lumière seulement celui dont les nuages sont très bas; l'électricité produite alors par influence est tellement
forte, qu'elle s'échappe des pointes saillantes sous

forme de flamme. Ce phénomène, connu des anciens sous le nom Castor et Pollux, a été nommé depuis feu Saint-Elme, dont nous avons parlé. Il existe encore dans l'atmosphère des états électriques bien prononcés qui ne manifestent leur présence que sur l'électromètre ou l'électroscope, et surtout par une action particulière sur l'économie animale. Le feu Saint-Elme, qui se produit principalement en hiver, se manifeste à l'extrémité des mâts et particulièrement sur les montagnes lorsque des nuages électriques passent dans leur voisinage.

La théorie sur la formation des orages n'est pas encore bien définie, malgré les recherches nombreuses entreprises sur ce sujet important. L'électroscope ne fournit jamais que des indications fort inexactes, parce qu'il est influencé par plusieurs couches de nuages superposés qui agissent constamment sur la terre et les uns sur les autres, de telle sorte que les électricités diverses se développent et se neutralisent pendant que l'instrument reste muet ou donne des indications incomplètes et parfois capricieuses. Nous restons donc convaincu que les phénomènes qui se manifestent dans les orages sont très compliqués, d'une théorisation difficile, pour ne pas dire impossible; nous devons dire dès à présent que dans l'étude de leur influence sur l'économie

animale, nous nous attacherons plus aux faits,
sans vouloir les expliquer par des raisons plus ou
moins problématiques.

Quoi qu'il en soit, dès qu'il fut démontré que
la foudre et l'explosion électrique produite par
nos machines étaient analogues, ou ne différaient
plus que par la dimension des appareils ; que les
nuages sont chargés, les uns d'électricité vitrée,
et les autres d'électricité résineuse, on ne douta
plus que, dans un nuage orageux, l'électricité ne
fût considérablement affaiblie par l'action des
pointes. Franklin, comme nous l'avons dit, avait
démontré ce pouvoir sur les décharges électriques en faisant voir que les conducteurs pointus
dispersaient l'électricité sans bruit et à des distances considérables. Cette observation remarquable fut la source de l'invention des paratonnerres, appareils composés d'une tige métallique
aiguë, qu'on place sur les lieux les plus élevés, et
qui communique à la terre par le moyen d'une
chaîne de métal ou mieux encore d'une corde de
fil de fer. L'extrémité inférieure libre de cette
chaîne doit pénétrer assez avant dans le sol humide ou plonger dans l'eau.

L'effet de ces appareils, dit M. le professeur
Biot, est de recevoir ou de neutraliser l'électricité des nuages, et de la conduire sans explosion
jusque dans l'intérieur de la terre. Depuis environ

cinquante ans qu'ils ont commencé à être en
usage, un grand nombre d'exemples en a prouvé
l'utilité; elle est, en effet, évidente par la théorie.
Lorsqu'un nuage électrisé passe à une proximité
telle que son influence puisse être sensible, il décompose les électricités naturelles de la barre, repousse celle de même nom dans le sol, et attire
celle de nom contraire, qui se porte à l'extrémité
supérieure de la pointe et y acquiert une intensité d'autant plus grande que l'action du nuage
est plus forte. De là il résulte que les particules
d'air humide situées entre le nuage et le paratonnerre doivent se précipiter vers celui-ci avec une
grande rapidité, y perdre l'électricité que leur
avait donnée le nuage, en prendre une autre très
forte de nature contraire ; puis, fuyant alors la
pointe qui les repousse, se porter vers le nuage
et neutraliser l'électricité de toutes celles de ces
particules qui se rencontrent sur leur passage,
jusqu'à ce que le mouvement alternatif l'ait complétement déchargé. Il doit donc arriver, en général, que cette décharge s'opérera sans explosion, et que tous les corps conducteurs qui se
trouveront au-dessous du paratonnerre, à peu de
distance, seront préservés par lui. Mais enfin, si,
dans un cas extraordinaire, ce rapide écoulement
de l'électricité ne suffit pas encore, et qu'une explosion se produise, c'est infailliblement sur la

pointe qu'elle doit se porter, puisque c'est là que l'attraction réciproque des deux électricités contraires est incomparablement plus énergique; aussi, en cela l'expérience a-t-elle confirmé pleinement la théorie. Dans les premiers temps que cette invention fut mise en usage, on présenta à l'Académie des sciences une pointe de paratonnerre qui avait reçu une explosion si forte, qu'elle en avait été fondue, comme les fils de fer que nous fondons par nos batteries. Cependant cette explosion si terrible qui aurait causé infailliblement les plus grands malheurs sur la maison où elle était tombée, ne fit pas éprouver la commotion la plus légère, et ne fut aperçue que par l'effroyable bruit qu'elle excita. (Page 585 de l'ouvrage cité.)

Avant de terminer ce chapitre, nous devons dire que ce que nous avons exposé sur l'électricité a été puisé dans les ouvrages et les magnifiques travaux des savants qui ont illustré notre siècle, et à la tête desquels nous devons citer Laplace, Dulong, Dalton, Arago, Biot, Gay-Lussac, Thénard, Fresnel, Davy, etc.; et dans les travaux plus récents de savants non moins célèbres, de Berzélius, Becquerel, Pouillet, Peltier, Després, etc.

M. Berzélius me paraît sur le point de renverser la théorie de la combustion, telle que l'avait présentée Lavoisier, car ce ne serait plus maintenant la contraction éprouvée par l'oxigène en se combinant avec les corps combustibles qui produit la chaleur, mais bien la neutralisation des électricités opposées dont tous les corps de la nature sont pourvus.

CHAPITRE VII.

ACTION DE L'ÉLECTRICITÉ NATURELLE SUR LES CORPS DE LA NATURE ET SUR CELUI DE L'HOMME EN PARTICULIER.

La découverte du paratonnerre, que nous devons au génie de Franklin, repose principalement, avons-nous dit, sur le pouvoir conducteur d'une tige de fer pointue qui va chercher dans les nuages orageux l'électricité qu'elle transmet à la terre au moyen d'une chaine formée du même métal. Cette invention, l'une des plus belles du siècle dernier, a rendu les plus grands services à la science et à l'humanité! Si, comme on le pense généralement, les tremblements de terre sont dus à des explosions électriques qui se produisent dans des cavités souterraines, et qui se manifestent lorsque les eaux viennent établir une communication entre les cavités animées d'une électricité contraire, ne serait-il pas possible, par un système de communication bien entendu, de conduire les éléments de la foudre de la terre au ciel, comme Franklin a transporté la foudre du ciel à la terre? On pourrait ainsi annuler des effets terribles dont la manifestation occasionne quelquefois les plus grands malheurs.

Comme on vient de le voir, l'usage raisonné et bien entendu des corps conducteurs de l'électricité a maîtrisé et rendu pour ainsi dire sans effet nuisible l'un des phénomènes les plus terribles de la nature, celui dont les flammes de feu et le bruit intéressent le plus nos sens, celui qui souvent nous glace d'effroi, parce qu'en effet il menace notre existence même : c'est le tonnerre, dont les éclairs nous éblouissent, et dont l'explosion nous effraie et nous tue.

Un fait digne de remarque, qui a été observé en Algérie, mérite de trouver place ici.

Dans un rapport de M. le docteur Guyau, chirurgien en chef de l'armée d'Afrique, à la suite d'autres observations fort intéressantes faites par ce médecin dans son voyage de Bone à Bougie, on trouve qu'il avait observé au fort de Bougie, le Gouraya, des phénomènes électriques dont il rend compte en ces termes, dans le *Recueil des mémoires de médecine militaire*, t. XXXIX, p. 130 :

Accidents de la foudre au fort du Gouraya, à

Bougie. « Ce fort, situé sur le sommet du Gouraya, est à 671 mètres au-dessus du niveau de la mer; je m'y trouvais le 27. Les soldats qui l'occupent me racontèrent que, pour peu que le temps fût à l'orage, ils voyaient des lueurs ou étincelles se promener, pour ainsi dire, au bout des baïonnettes. Aussi les accidents de la foudre sont-ils très fréquents sur le Gouraya.

» Le 15, entre les neuf et dix heures du soir, au milieu d'un orage, un factionnaire y fut renversé par terre, sans connaissance, et son fusil jeté loin de lui.

» En 1833, dans la nuit, un caporal du génie y fut frappé par la foudre, étant couché; il fut transporté à l'hôpital le lendemain. L'examen du dos, dont il se plaignait, fit découvrir une escarre profonde, qui suivait le *trajet de la colonne vertébrale*. Cette maladie suivit son cours ordinaire. »

A l'occasion de ces accidents et de quelques autres, également observés au Gouraya, le chirurgien *du Castor*, M. Michel, m'en cita d'autres dont il avait été témoin en 1832, à bord de *la Perle*. Ce bâtiment était à la cape, sous l'île de Cerigo, ayant plusieurs pouces de grêle sur le pont, lorsque la foudre éclata. Quatre hommes employés aux manœuvres, à peu de distance les uns des autres, furent renversés sans connaissance, ils ne revinrent à eux que dix à douze minutes après ; interrogés sur ce qu'ils avaient éprouvé dans le moment de leur chute, ils n'accusèrent qu'un sentiment *inexprimable de suffocation*. Le lendemain on examina le paratonnerre du bâtiment, la pointe était entièrement fondue (p. 132).

Cette observation remarquable, rapportée par M. le docteur Guyau, prouve que, lorsque les phénomènes de la foudre sont intenses, l'électricité se dirigeant sur les corps conducteurs, pointes métalliques et hommes, peut produire les plus graves accidents, causer la mort ou la maladie, en déterminant sur les métaux du bâtiment, ainsi que sur les hommes, des états électro-magnétiques qui font dévier la direction de l'aiguille aimantée dans un cas, et dans l'organisme les rapports ordinaires normaux entre les agents physiques fonctionnels sont rompus, et on a pour conséquence la maladie. D'un autre côté, le centre nerveux paraît être de préférence lésé par la violence du fluide électrique, comme semblent le prouver les escarres qui ont été observées sur le trajet de la colonne vertébrale, chez l'homme qui avait été frappé par la foudre.

Mais il existe encore dans la nature une foudre invisible, impalpable et impondérable, que nous ne voyons, ne sentons, ni n'entendons, mais qui exerce cependant sur notre organisme, avec mystère, une grande influence occulte, le plus souvent inappréciable, et dont l'existence se révèle par un autre genre d'explosion. C'est la maladie.

En effet, l'électricité joue un très grand rôle dans la plupart des phénomènes naturels, et son action dans les corps est incontestable. Ainsi elle décompose l'eau, elle active la végétation, augmente la transpiration des animaux et l'évaporation ; elle accélère la fructification, le développement des feuilles et des autres organes, et, en général, celui de tous les corps de la nature. Les décharges électriques changent aussi les couleurs de certaines fleurs délicates, et produisent une multitude de combinaisons et de décompositions chimiques : une très petite étincelle suffit pour enflammer plusieurs substances inflammables, et pour faire détoner les mélanges fulminants. Personne n'ignore les effets formidables de la foudre ; elle tue les animaux, détruit ou brise les corps mauvais conducteurs de l'électricité. Mais c'est surtout dans l'atmosphère et au sein de la terre que se passent les grands phénomènes électriques. L'atmosphère se montre presque toujours dans un état permanent d'électricité positive ; les nuages en deviennent autant de vastes conducteurs, d'où le fluide se porte vers la surface de la terre, en s'élançant d'abord sur les corps les plus voisins. C'est particulièrement par les éminences qui hérissent la surface du globe, par les pointes déliées des arbres, par les tours et les murs élevés, que s'opère la communication de l'électricité atmosphérique avec le globe terrestre. Ce que nous venons de dire est confirmé par l'expérience, puisque l'on voit les orages n'être nulle part aussi fréquents que dans les pays entrecoupés de montagnes et de forêts, et la foudre tomber ordinairement sur les objets élevés, les tours, et surtout sur les arbres et sur les clochers qui menacent les nuages de leurs flèches. En 1829, lorsque nous étions en Grèce, nous avons vu sauter, vers huit heures du soir, le magasin à poudre du fort de Navarin, qui fut incendié par l'orage qui grondait à cet instant avec violence. Plus de deux cents militaires furent victimes de cet événement, dont un grand nombre périt sur le coup, et les autres étaient horriblement mutilés. Moi-même, j'échappai comme par miracle aux effets de cette catastrophe ; je revenais ce jour-là de Coron, petite ville située sur la côte, à quelques lieues de Navarin, pour m'embarquer et partir pour France à la première occasion ; en attendant, je devais loger, comme tous les passagers, à la citadelle. Par un hasard providentiel, je rencontrai un capitaine de la marine marchande, dont le bâtiment était nolisé au compte de l'État, qui m'offrit de me conduire à bord de son bâtiment, devant partir par le premier vent favorable. J'acceptai, et, au lieu de monter au fort, je me dirigeai vers la plage, et nous arrivâmes promptement à bord. Une heure plus tard, la foudre avait mis le feu à la poudre, et le fort sauta. Nous entendîmes sur le pont la chute de plusieurs corps durs sans en deviner l'origine. Demi-heure après, on vint me chercher pour panser les malheureux blessés, dont plusieurs étaient horriblement mutilés. Si l'on eût pu prévoir un semblable malheur, c'était le cas de prévenir les effets de la foudre par la construction d'un paratonnerre, mais le temps ni les circonstances ne l'avaient pas permis; plus tard on releva le fort, sur lequel l'appareil préservatif de la foudre fut établi.

Les effets de l'électricité sur l'action chimique des corps sont d'une grande importance; car M. Berzélius suppose que toute action chimique est due à l'état électrique des corps qui se combinent et se séparent lorsqu'on fait agir deux fils métalliques chargés de fluide positif et négatif sur un corps composé binaire, par exemple sur l'eau. Il arrive que l'un d'eux se porte vers le pôle positif, et l'autre vers le pôle négatif. On remarque, dans chaque corps simple, une tendance particulière à se porter vers l'un des pôles, ce qui pourrait faire croire que les corps sont naturellement doués d'une électricité opposée : ainsi l'oxigène, le chlore, l'iode, se portent toujours au pôle positif ; on peut donc les considérer comme naturellement négatifs, tandis que la plupart des métaux se portent au pôle négatif, et peuvent être considérés comme électro-positifs.

Il est convenable de faire remarquer que cette propriété n'est absolue que pour l'oxygène, qui se porte toujours au pôle positif, tandis que les autres corps vont toujours à l'un et à l'autre pôle, suivant la substance à laquelle ils sont unis ; ainsi le chlorure va au pôle négatif quand il est combiné à l'oxygène, et au pôle positif quand il est uni au métal. D'où l'on doit conclure que les corps sont électro-positifs ou électro-négatifs par rapport les uns aux autres, mais non d'une manière absolue.

L'électricité, en traversant une portion quelconque de notre corps, produit des effets variés suivant la force des appareils et la tension plus ou moins grande de l'atmosphère. Elle détermine un frémissement plus ou moins désagréable, une sensation pénible plus ou moins vive, en raison de la force de la décharge, et du degré de sensibilité de la personne. Mais quand la décharge est considérable, comme celle de la foudre, par exemple, elle produit, dans les organes, une secousse violente et pénible, et peut même, sur-le-champ, frapper de mort les animaux et les végétaux, comme on en voit trop souvent de tristes exemples. La sensation douloureuse que l'on éprouve par le fait d'une décharge moyenne d'électricité, se nomme commotion ou choc électrique; elle est produite par la brusque contraction des muscles, à travers lesquels s'établit un courant dirigé de l'une à l'autre face, et qui agit principalement dans la poitrine et aux articulations.

Tels sont les effets constants et immédiats d'une certaine charge électrique vers laquelle se porte toute notre attention, parce que nos sens se trouvent vivement affectés, et souvent même notre existence sérieusement compromise. Mais, comme nous l'avons déjà dit, et nous ne saurions trop le répéter, il existe dans la nature même, pendant les temps les plus calmes, de l'électricité en plus ou moins grande abondance, selon une foule de circonstances; et bien qu'elle ne soit pas appréciable à nos sens comme pendant l'orage, elle n'en existe pas moins en exerçant sur l'organisme des influences qui ne se révèlent que par les effets qu'elles produisent.

De même que tous les autres corps de la nature, celui de l'homme renferme son électricité propre, indépendamment de laquelle il possède, dans son organisation, des appareils qui produisent ce qu'on peut appeler l'*électricité animale*, avec ou sans le concours de laquelle l'électricité générale naturelle joue son rôle dans l'organisme.

Mais pour se rendre compte de l'influence de l'électricité naturelle sur l'économie animale, il faut en étudier les phénomènes chez l'homme dans l'état complet de nudité, dont le corps alors peut être comparé à un conducteur métallique; chez l'homme habillé, et dont les habits sont ou ne sont pas bons conducteurs de l'électricité; dans l'homme couché ou debout; dans ce dernier cas, il peut être comparé à une barre de fer terminée par une boule; car, suivant Coulomb et Hansteen, tout corps placé dans une situation perpendiculaire, comme une cloison en planches, un mur, un arbre, montre à son extrémité inférieure sa polarité boréale et sa polarité australe à sa partie supérieure. Il n'est pas croyable que l'homme seul fasse exception à cette règle : quoi qu'il en soit, on doit l'examiner avant, pendant ou après le repos; on doit le considérer également avant, pendant et après un mouvement plus ou moins long et plus ou moins violent; on doit aussi tenir compte de la nature des corps qui l'entourent. S'ils sont ou non conducteurs du fluide électrique, si l'homme vit en plein air ou bien dans

des habitations plus ou moins éloignées du sol,
suivant la forme et la nature des habits dont il
est revêtu, sont autant de circonstances qui modifient les influences directes de l'électricité naturelle. Mais un agent des plus puissants dont
nous devons subir toutes les influences, et qui
est à la fois conducteur et producteur du fluide
électrique, c'est l'air atmosphérique au milieu
duquel nous sommes constamment plongés. Car
non seulement il agit en dehors de nous, mais
encore, quinze à vingt fois par minute, il s'introduit dans le système pulmonaire, dont la surface,
assure-t-on, est égale à trente-deux fois celle de
notre corps; il pénètre notre organisme jusqu'à la
profondeur des tissus, dans lesquels il produit des
modifications diverses à la suite desquelles il y a
toujours production d'électricité. La différence
de température de l'air atmosphérique avec celle
de l'organisme est constante, et les combinaisons
chimiques qui se passent pendant la respiration
ou dans les autres fonctions organiques sont la
cause du développement de l'électricité qui a lieu
dans nos tissus. M. le Dr Durand, médecin militaire
fort distingué, a établi, en théoricien habile, des
lois sur les phénomènes physiologiques et morbides fondées sur l'action nerveuse et les qualités
électriques du sang. Il ne leur manque qu'une
application pratique à l'hygiène, au diagnostic et

au traitement des maladies. L'étude de l'air atmosphérique mis en rapport avec l'économie
vivante, produit des effets variés suivant qu'il est
sec ou humide, chaud ou froid, et devient ainsi
plus ou moins isolant, plus ou moins conducteur
de l'électricité dont notre corps est le conducteur
obligé.

Toutes les actions productrices de l'électricité,
qui s'opèrent dans l'homme, ou autour de lui, ou
par les rapports de son corps avec tout ce qui
l'entoure, se passent en vertu de cette loi générale, qu'il y a toujours décomposition de l'électricité neutre naturelle toutes les fois que deux
corps se touchent, se séparent, se frappent, se
frottent, se combinent et se dégagent. Mais les
phénomènes électriques ne deviennent sensibles
que sous une certaine tension, car le plus souvent
il se produit des courants électriques sans qu'on
puisse reconnaître leur existence par les effets
ordinaires d'attraction et de répulsion; mais les
effets n'en sont pas moins constants sur tous les
êtres animés qui vivent à la surface de la terre,
et on peut même les constater par l'expérience à
l'aide de l'isolement.

Supposons un conducteur métallique isolé et
électrisé par un moyen quelconque : qu'on mette
dans son voisinage un autre conducteur, également isolé, mais non électrisé; le premier con-

ducteur, ainsi placé dans l'atmosphère électrique, électrisera par influence le second conducteur. Mais si le dernier, au lieu d'être isolé, est mis en communication avec le sol, il recevra également l'influence électrique de son voisin; mais l'électricité produite dans ce cas se dissipant à mesure qu'elle se développe dans le réservoir commun, ne donnera à l'électroscope aucun signe de sa présence.

L'homme, qui est aussi un bon conducteur de l'électricité, est soumis à la même loi, et si on le place dans des conditions semblables au cas précédent, il manifestera des phénomènes sensibles d'électrisation tant qu'il restera isolé, et l'électroscope sera muet dès l'instant qu'on aura rompu l'isolement.

Lorsque deux personnes sont placées sur des tabourets isolés, et que l'une d'elles frappe les habits de l'autre avec une peau de chat bien sèche, il y a production d'électricité autant sur la personne frappée que sur celle qui frappe : l'une est électrisée vitreusement et l'autre résineusement, comme on peut le démontrer au moyen d'un électroscope chargé d'une électricité connue. Si l'un des deux sujets de l'expérience cesse d'être isolé en se mettant en communication avec le sol, qu'il frappe comme dans le cas précédent l'autre sujet qui reste toujours isolé, ou qu'il en soit frappé; dans les deux cas, il se produira de l'électricité, mais il n'y aura que le sujet resté isolé qui montrera le phénomène au moyen de l'électroscope, tandis que l'autre ne sera pas électrisé.

Ce qu'il y a de remarquable dans ces expériences, c'est que la personne isolée se trouve, par rapport à l'influence électrique, dans un tout autre milieu que celle qui ne l'est pas; et ce qui se passe ici dans ces épreuves de cabinet se reproduit à chaque instant dans le grand laboratoire de la nature, où l'homme se trouve dans des rapports constants avec des corps conducteurs ou non conducteurs de l'électricité, et même alternativement avec les uns et les autres ou avec les deux à la fois: circonstances qui doivent indubitablement déterminer dans l'organisme des phénomènes complexes dont nous essaierons de faire l'analyse.

En examinant les conséquences de ces faits, on peut croire de prime-abord que la personne isolée, la seule qui donne des signes d'électricité, est plus électrisée que celle qui reste en communication avec le sol. Mais nous croyons qu'il y aurait erreur d'envisager ainsi le phénomène. Voici comment on peut l'expliquer : le corps humain étant éminemment conducteur du fluide électrique, il doit être comparé au cylindre conducteur de la machine électrique, qui ne reçoit qu'une très faible tension lorsque le corps frottant et le corps frotté sont en même temps isolés; tandis que l'un ou l'autre étant en communication avec le sol, au moyen d'une tige métallique, la tension électrique, par des raisons que nous avons déduites ailleurs, devient plus ou moins considérable : d'où il résulte que l'homme isolé est non seulement moins électrisé que celui qui reste en communication avec le sol, mais encore il est soustrait à l'influence des courants électriques. Soumis exclusivement à l'influence de l'électricité statique, l'organisme se trouve ainsi soustrait à l'action continuelle de l'électricité dynamique. Le corps de l'homme isolé peut encore être comparé à une pile galvanique dont les deux pôles sont également isolés. Dans ce cas, la théorie de l'isolement sera encore la même; l'électricité statique qui se porte à la surface sera la seule dont l'organisme sera chargé, tandis que l'électricité dynamique aura cessé de le traverser. Dans cette circonstance, comme dans celle où le corps de l'homme a été comparé à un conducteur de la machine électrique, l'organisme est soustrait à l'influence exagérée et souvent nuisible des courants électriques. Cette théorie nous paraît expliquer complétement la nature des effets produits par l'isolement, de même que l'ombre nous préserve de l'action directe des rayons brûlants du soleil, le calorique artificiel de la rigueur du froid; de même, l'isolement nous garantit de l'action exagérée et nuisible des grands courants électriques.

CHAPITRE VIII.

DE L'ÉLECTRICITÉ CONSIDÉRÉE COMME CAUSE DE MALADIES.

D'après ce que nous avons dit dans le précédent chapitre, nous devons examiner le rôle que joue l'électricité dans les corps naturels au milieu desquels nous vivons, et l'influence qu'elle exerce sur notre organisme sous le point de vue étiologique. Après avoir démontré que les courants électriques sont ou doivent être la cause d'un grand nombre de maladies, nous indiquerons les moyens à l'aide desquels on doit les prévenir ou les combattre.

C'est dans l'excellente traduction des œuvres d'Hippocrate, par M. le docteur Daremberg, que nous puisons principalement les documents essentiels relatifs au sujet qui nous occupe, traduction dans laquelle l'auteur a introduit des annotations très importantes, qui expliquent et développent souvent même la pensée du vieillard de Cos, et dont l'ensemble constitue un ouvrage complet, dans lequel on trouve l'histoire véritable et concise de la médecine antique.

Hippocrate, ce grand médecin, ce génie sublime, qui semble grandir à mesure que nous avançons dans la profondeur des siècles, a exposé, dans son immortel *Traité des airs, des eaux et des lieux*, toute l'étiologie, qu'il a résumée ainsi : une première section est consacrée à l'étude des influences extérieures sur l'organisme; dans une seconde, il expose leur influence sur les facultés morales de l'homme, sur les institutions des peuples et le caractère des nations.

Après avoir signalé l'importance et établi la nécessité des topographies médicales, Hippocrate trace au médecin récemment arrivé dans une ville ou une localité quelconque, ce qu'il doit plus particulièrement étudier. Les saisons de l'année, dans leurs révolutions régulières et dans les vicissitudes ou intempéries que chacune d'elles peut éprouver pendant son cours, sont en première ligne, comme devant faire le sujet d'une étude spéciale : viennent ensuite les vents, partagés en ceux qui sont communs à tous les pays, et ceux qui règnent plus particulièrement dans une contrée; la qualité des eaux, la nature et l'espèce de régime, dans lequel on doit comprendre, non seulement les aliments solides et les boissons, mais encore le genre de vie tout entier, doivent faire l'objet d'une étude toute particulière de la part du médecin qui veut exercer son art dans un pays dont il n'a pas la connaissance.

Dans un autre ouvrage, intitulé *De la nature de l'homme*, Hippocrate dit encore plus explicitement : « Les maladies naissent, les unes du ré- » gime, les autres de l'air que nous introduisons » en nous et qui nous fait vivre. On reconnaîtra » de la manière suivante l'une ou l'autre espèce » de maladie : *Quand plusieurs individus sont* » *attaqués en même temps par une même mala-* » *die, il faut penser que la cause est commune,* » *et qu'elle tient à quelque chose dont tout le* » *monde use*, et ce quelque chose, c'est l'air que » nous respirons; car il est évident que le régime » particulier de chacun ne saurait être la cause » d'une maladie qui s'étend sur les jeunes, sur les » vieux, sur les hommes et sur les femmes, sur » ceux qui boivent du vin, sur ceux qui boivent » de l'eau, sur ceux qui mangent du gâteau d'orge, » sur ceux qui mangent du pain de froment, sur » ceux qui fatiguent beaucoup, sur ceux qui fati- » guent peu. On ne saurait donc s'en prendre au » régime, puisque tant d'individus qui en suivent » de tout à fait opposés sont atteints de la même » maladie. Au contraire, lorsque, dans le même

» temps, il naît des maladies de toute espèce, il
» est bien évident que le régime est la cause indi-
» viduelle de chacune d'elles, et qu'il faut oppo-
» ser un traitement opposé à la cause apparente
» de la maladie, et changer le régime. »

Hippocrate veut que l'on considère les quatre
saisons de l'année par rapport aux effets que chacune d'elles peut produire; car elles diffèrent,
dit-il, les unes des autres, et chacune en particulier diffère beaucoup d'elle-même dans ses vicissitudes; en second lieu, les vents chauds et les
vents froids, surtout ceux qui sont communs à
tous les pays; ensuite ceux qui sont propres à
chaque contrée. Il les distingue en quatre groupes.
Hippocrate recommande aussi l'étude des qualités des eaux, car autant elles diffèrent par leur
saveur et par leur poids, autant elles varient par
leurs propriétés. La position des villes et leur
rapport avec les vents et avec le lever du soleil
doivent être examinés, car les villes qui sont exposées au nord, au midi, au levant ou au couchant n'exercent pas la même influence. On doit
étudier *si le sol est nu ou sec, boisé et humide;
s'il est enfoncé ou brûlé par des chaleurs étouf-
fantes, ou s'il est élevé ou froid.* Le genre de vie
auquel les habitants se plaisent davantage, s'ils
sont amis du vin, grands mangeurs et paresseux,
ou s'ils sont amis de la fatigue et des exercices

gymnastiques, mangent beaucoup et boivent peu, devra aussi faire l'objet d'une étude spéciale.

Un médecin qui sera bien éclairé sur ces circonstances, en arrivant dans une localité dont il n'a pas encore l'expérience, ne méconnaîtra ni les maladies particulières à la localité (maladies endémiques), ni la nature de celles qui sont communes à tous; ne sera point embarrassé dans le traitement et ne tombera point dans les fautes qu'on doit vraisemblablement commettre si l'on n'a pas d'avance approfondi tous ces points. Par la connaissance de chaque saison qui s'avance et pour l'année, il pourra prédire et les maladies communes à tous (générales), qui doivent affliger les villes en été et en hiver, et celles dont chacun en particulier est menacé s'il fait des écarts de régime. Connaissant les vicissitudes des saisons, le lever et le coucher des astres, et la manière dont tous les phénomènes se passent, il pourra prévoir ce que sera l'année. Hippocrate regarde la canicule comme l'époque la plus dangereuse de toutes les vicissitudes, par la raison qu'elle est précédée, suivie et accompagnée des plus grands changements dans l'état de l'atmosphère. Après de telles investigations et avec la prévision des temps, on sera bien préparé pour chaque cas particulier, on connaîtra les moyens les plus propres à rétablir la santé, et on n'obtiendra pas un médiocre succés dans l'exercice de son art. Si quelqu'un regardait ces connaissances comme appartenant à la météorologie, pour peu qu'il veuille suspendre son opinion, il se convaincra que l'astronomie n'est pas d'une mince utilité pour la médecine, mais qu'elle lui est au contraire d'un très grand secours. En effet, *chez les hommes, l'état des cavités change avec les saisons*. Après avoir indiqué quelle était l'influence de la position des villes et des localités sur la santé et la production des maladies par rapport au soleil ou à la direction des vents, Hippocrate fait connaître quelles sont les propriétés des eaux bonnes ou mauvaises sur l'organisme. Il signale ensuite les maladies prédominantes suivant les saisons et suivant les altérations que chacune d'elles éprouve; il compare l'Europe et l'Asie, et il rattache les différences physiques et morales qui en séparent les habitants aux différences du sol et du climat. L'examen détaillé de la doctrine d'Hippocrate sur *les airs, les eaux et les lieux* nous conduirait trop loin; nous nous contenterons de signaler les points qui nous paraissent se rattacher plus particulièrement au but de ce travail.

Lorsque plusieurs individus sont attaqués en même temps par une même maladie, il faut penser, dit Hippocrate, que la cause est commune et qu'elle tient à quelque chose dont tout le monde

use, et ce quelque chose, c'est l'air que nous respirons. Cette grande vérité est justifiée chaque
année en Afrique par le grand nombre de maladies qui se montrent pendant les saisons des chaleurs et dont la nature et le caractère épidémique
sont prévus à l'avance. Il est évident que les affections que nous remarquons en Algérie pendant
les grandes épidémies ont toutes au fond un cachet de ressemblance; ce qui fait dire avec raison
que l'identité d'effet suppose une identité de
cause; et nous verrons par la suite quelle est la
cause la plus puissante qui influe dans le développement de ces états pathologiques. Nous pensons que les courants électriques, dans les maladies endémo-épidémiques de l'Algérie, jouent le
plus grand rôle, s'ils n'en sont pas la cause unique.
C'était donc avec raison que le divin vieillard
voulait que l'on tînt compte, dans les différentes saisons et les climats variés, de l'état du sol
et de la constitution atmosphérique. Car ce qu'il
annonçait il y a vingt siècles, tous les médecins
de l'armée d'Afrique sont à même chaque année
d'en reconnaître la vérité, et nous verrons plus
tard que ce n'est pas le seul point sur lequel
Hippocrate donne des preuves de son grand
génie.

Hippocrate connaissait donc l'influence de la
plupart des agents physiques sur l'économie ani-

male, puisqu'il en recommandait spécialement l'étude aux hommes qui se destinaient à l'art de guérir. Il leur disait également que les connaissances de l'astronomie devaient leur être d'un grand secours dans l'exercice de la médecine; car chez les hommes, disait-il, l'état des cavités change avec les saisons. C'est d'après les principes d'Hippocrate sur les influences sidérales que quelques philosophes anciens ont nommé l'homme *microsme*, parce qu'ils le considéraient comme l'abrégé de tout ce qu'il y a d'admirable dans le monde. Paracelse et les médecins astrologues, qui faisaient jouer un rôle important aux astres sur l'économie animale, reconnaissaient au microsme humain, comme au globe terrestre, deux pôles; ils regardaient la bouche comme le pôle arctique, et le ventre comme le pôle antarctique, et ils plaçaient l'axe polaire dans la ligne médiane. Le cœur se trouve naturellement assimilé au soleil, dont il doit recevoir les influences; le cerveau est la résidence de l'âme, et il eut la lune pour terme de comparaison : ce qui avait fait donner le nom de lunatiques à ceux dont le cerveau était malade. Jupiter influait sur les poumons, Saturne sur la rate, Vénus sur les reins et Mercure sur les organes de la génération. De même que le ciel est la résidence de la Divinité, la tête, qui est la partie la plus élevée du microsme humain, celle dont la solidité, la structure et les fonctions sont les plus remarquables, devait être la résidence de l'âme.

Quoi qu'il en soit, de même que pour l'influence *des airs*, *des eaux et des lieux* sur la vie, dont Hippocrate nous a donné le premier la connaissance, et sur laquelle un intervalle de vingt-deux siècles n'a presque rien changé, nous sommes disposés à croire à la réalité de ce qu'a avancé ce grand médecin relativement aux influences lunaires comme causes particulières de certaines maladies. Bien que cette apparence manque de démonstration rigoureuse, nous la considérons comme réelle malgré l'opinion imposante contraire d'auteurs très recommandables. D'ailleurs voici sur ce grave sujet l'opinion de M. Arago, que j'extrais de l'excellent ouvrage de M. Dubois d'Amiens sur la pathologie générale :

« M. Arago nous semble avoir justement apprécié l'état réel des choses à cet égard ; Hippocrate, dit-il, avait une foi si grande dans l'influence des astres sur les êtres animés et sur leurs maladies, qu'il recommandait très expressément de ne pas se fier aux médecins qui ignoraient l'astronomie.

» La théorie des influences lunaires, comme le remarque M. Arago, a compté même dans les temps modernes bon nombre de partisans, Mead,

Hoffman et Sauvages, par exemple; et M. Arago ne sait trop si l'on doit s'en étonner, parce que nulle part on ne la trouve réfutée par des arguments que la science puisse avouer. Les maladies nerveuses, ajoute-t-il, sont celles qui devaient offrir, et qui ont offert en effet, le plus d'indices vrais ou faux de leur liaison avec les positions de la lune.

« A côté de quelques présomptions favorables aux influences lunaires, apparaît l'imposante autorité d'Olbers, qui les nie, qui déclare catégoriquement que dans une longue pratique il n'en a jamais aperçu aucune trace. M. Arago est fort disposé à se ranger à cette dernière opinion; mais il conçoit très bien qu'on puisse désirer un plus ample examen, qu'on ne se rende pas aux arguments tirés des expériences des astronomes sur la nullité des effets chimiques du calorique, des rayons de la lune; car rien ne prouve que la lumière soit le seul moyen d'action de cet astre à distance. Nous avons fait remarquer, en effet, que quant aux influences du calorique et de la lumière, incontestables d'ailleurs, elles sont d'un ordre différent, mais ne sont point les seules : aussi a-t-on peut-être été trop loin en disant que la méthode expérimentale peut faire juger, dans tous les cas, les rapports de cause à effet quand il s'agit des êtres vivants. Il est des effets uniquement révélés par la sensation ou par des modifications fonctionnelles toutes particulières, dont l'agent est inappréciable. Le système nerveux, dit avec juste raison M. Arago, est à beaucoup d'égards un instrument infiniment plus délicat que les plus subtils appareils des physiciens modernes. Qui ne sait, en effet, dit-il, que les nerfs olfactifs nous signalent dans l'air des matières odoriférantes, dont aucune analyse chimique ne pourrait saisir les traces? Pour avoir un second exemple de cette extrême sensibilité, faisons pénétrer dans l'œil cette faible lumière lunaire qui, énormément condensée, n'a agi ni comme chaleur sur le thermomètre le plus sensible, ni chimiquement sur le chlorure d'argent : eh bien! à l'instant *la pupille se contractera!* etc., etc. Ces mystérieux phénomènes montrent de quelle réserve il faut s'entourer quand on veut passer des expériences qui se font sur des substances inanimées, aux cas beaucoup plus difficiles des corps doués de la vie. » (Page 24.)

L'opinion d'Hippocrate, développée par le célèbre académicien, ne doit plus laisser de doute dans les esprits relativement à l'influence de la lune sur l'économie animale; car si cet astre a le pouvoir d'ébranler et de soulever l'Océan, il doit également exercer une action dépendante des modifications atmosphériques qui coïncident avec le retour des saisons et la différence des climats. Il ne serait pas rationnel de nier cette influence d'une manière absolue parce qu'elle se refuse à toute explication.

Mais si les influences sidérales sur l'économie animale sont pour quelques unes à l'état d'hypothèse, il n'en est pas de même de l'électricité atmosphérique, dont l'action est démontrée par la théorie et l'expérience; le raisonnement, fondé sur la connaissance des lois de l'électricité générale en rapport avec les autres corps de la nature, nous a conduits à cette conclusion. De même que le pouvoir des pointes, dans les paratonnerres, dissipe sans bruit et sans lumière les dangers de l'orage; de même aussi l'isolement doit nous préserver des maladies, modifier et atténuer l'effet des grands courants électriques qui se produisent dans l'atmosphère à la surface ou au centre de la terre. Les changements de température, d'humidité, la durée de la présence du soleil sur l'horizon que l'on observe pendant les vingt-quatre heures dans les différentes saisons de l'année et dans les climats divers, ont une grande influence sur la production des phénomènes électriques qui, à leur tour, exercent sur l'organisme des actions diverses.

L'étude de cette question est trop vaste et trop au-dessus de nos forces pour être traitée avec détails; nous nous bornerons à examiner les principaux agents extérieurs au milieu desquels nous vivons, et qui, par leur état électrique presque constant, influent et modifient les conditions relatives qui existent entre eux et les instruments de la vie, qui sont chargés des fonctions spéciales.

De toutes les influences physiques capables d'agir sur l'organisme, il n'en est pas de plus puissantes et de plus nécessaires que celle de l'air atmosphérique qui nous enveloppe de toutes parts, et qui nous pénètre jusqu'à la profondeur des organes. Indépendamment de l'oxigène et de l'azote dont il est formé dans des proportions déterminées, il agit sur nous par sa pesanteur, par sa température variable suivant une foule de circonstances, par son pouvoir évaporant, par son mouvement qui constitue les différentes forces, les différentes natures et les différentes directions des vents, par son état d'humidité ou de sécheresse, par les transitions brusques de la température, enfin par la nature des émanations qu'on appelle miasmes, qu'il recèle accidentellement, assure-t-on, dans certaines localités. L'air atmosphérique, suivant qu'il est pur ou altéré, entretient la santé ou devient la cause d'un grand nombre de maladies.

En admettant, ce qui semble d'ailleurs démontré par un grand nombre de faits, que l'électricité atmosphérique qui est répandue dans notre pla-

nète se comporte sur l'organisme comme celle
produite par nos machines, nous verrons que
cet agent physique joue le principal rôle dans la
production des maladies.

Par les différentes causes dont nous avons
parlé, l'air atmosphérique se trouve dans un état
presque constant d'électricité; il est positif pendant les temps calmes et sereins, et lorsque l'atmosphère se couvre de nuages orageux. Les uns
sont électrisés positivement, et les autres négativement.

Lorsque les nuages sont séparés de la terre ou
entre eux par de l'air sec *isolant*, les fluides électriques de nature différente s'élancent de l'un à
l'autre nuage ou de ceux-ci vers la terre, en
produisant des éclairs; le tonnerre gronde et tous
les phénomènes de l'orage se manifestent dans le
sein de l'atmosphère.

Les grands phénomènes électriques se manifestent ordinairement pendant que l'air atmosphérique est sec, et par conséquent *isolant* ou peu
conducteur du fluide électrique. Mais si les nuages
orageux se montrent pendant que l'air est humide, les phénomènes électriques se passent sans
bruit et sans lumière, parce que l'air atmosphérique, rendu plus conducteur, favorise la marche des courants électriques entre le ciel et la
terre, et l'homme, par sa forme, comme pointe,

en devient, pour ainsi dire, le conducteur obligé.

Dans ces diverses circonstances, l'organisme peut être modifié de deux manières : 1° par l'action des nuages électrisés ; 2° par la force et la violence des courants électriques dont l'air atmosphérique se trouve pénétré. Toutefois, l'intensité de cette influence sera toujours subordonnée à la nature plus ou moins isolante, plus ou moins conductrice du plan sur lequel l'homme repose, de l'habitation et des vêtements dont il est revêtu.

L'électricité est indispensable à notre existence, lorsqu'elle nous frappe dans des proportions convenables; dans les temps calmes, par exemple, lorsque l'air est pur et serein, le fluide électrique de l'atmosphère donne de l'agilité et de la souplesse à notre corps, la circulation est plus rapide et les sécrétions sont plus actives. Dans les temps orageux, au contraire, lorsque l'air est chaud et humide, l'atmosphère fortement chargée d'électricité, le corps alors est lourd et pesant, les forces sont abattues, les fonctions ralenties, le système nerveux est très irrité, les hommes rhumatisés sentent plus vivement leurs douleurs, les rechutes des fièvres intermittentes ont lieu, les maladies s'aggravent, et l'état sanitaire général s'altère. C'est ainsi, du moins, qu'on

a apprécié l'influence électrique de l'atmosphère
pendant les temps orageux, temps pendant lequel
cette influence est rendue sensible à nos sens. Il
nous reste à examiner l'influence électrique sur
l'organisme dans les circonstances moins apparentes qui passent, la plupart du temps, inaperçus, et à laquelle cependant on doit rapporter la
production d'un grand nombre de maladies dont
les causes sont ignorées. Dans ce travail, notre
but principal étant de démontrer, sous le point de
vue étiologique, l'action de l'électricité générale
sur la production des maladies, nous nous atta-
chons principalement à celles qui se montrent le
plus souvent endémiquement ou épidémiquement,
parce qu'elles nous ont semblé avoir pour origine une seule et même cause. Les fièvres intermittentes de tous les types nous semblent devoir
occuper la première place, en raison de leur fréquence et de leur nombre, et parce qu'elles se
développent souvent dans des conditions topogra-
phiques opposées.

Les fièvres intermittentes, sauf quelques rares
exceptions, s'observent dans tous les pays en plus
ou moins grand nombre. Dans un ouvrage que
nous avons publié en 1835, sous le titre de *Ré-
flexions sur l'intermittence*, etc., nous disions, ou
pour mieux dire nous reproduisions ce que tout
le monde savait, que les contrées basses, humides,

marécageuses, dont l'atmosphère était constamment chargée d'humidité, *tenant en dissolution les produits de la décomposition putride* des substances végétales ou animales, étaient la cause la plus ordinaire des fièvres intermittentes, simples ou pernicieuses. Toutefois, l'influence de l'humidité considérée isolément, de même qu'une atmosphère réduite à un état de siccité plus ou moins complet par l'imminence de la chaleur, est peu ou même n'est aucunement préjudiciable à la santé. Mais lorsqu'à une température sèche et chaude succède brusquement un temps de pluie, les gaz délétères alors, en se dégageant des foyers où ils se forment, se dissolvent dans l'humidité de l'air atmosphérique, et deviennent ainsi la source des maladies propres à certains climats et à certaines saisons, et aux contrées réputées malsaines. Telle était notre opinion alors au sujet des miasmes des marais; mais aujourd'hui nous pensons que ces affections paludéennes sont dues aux courants électriques qui se dégagent de l'intérieur des marais.

Nous avons, en effet, observé, et surtout dans les climats chauds et pendant les saisons d'été, en France, en Espagne, en Morée et pendant plusieurs années sur les différentes parties de la côte septentrionale de l'Algérie, que lorsque les pluies succédaient immédiatement à un temps chaud et sec, l'état sanitaire des troupes et des populations civiles de toutes les classes s'altérait sensiblement et que le nombre des malades dans les hôpitaux de l'armée s'accroissait considérablement.

Aussitôt que la grande pile terrestre recevait de l'eau, les courants électriques avaient lieu et les maladies se déclaraient. Car c'est toujours pendant le règne des premières pluies ou immédiatement après, que ces effets ont été observés sur les populations civiles et militaires : aussi voit-on chaque année, en Algérie, aux époques de la saison des chaleurs, les fièvres intermittentes surtout régner d'une manière endémo-épidémique. C'est le plus souvent dans le voisinage de la mer, des marais, des rivières, des étangs, dans les terrains bas et humides, peu perméables et sur lesquels on rencontre souvent des matières organiques en putréfaction, que se développent non seulement les fièvres intermittentes, mais encore la diarrhée et la dysenterie qui forment la très grande partie du cadre nosographique du pays.

Il y a dix-sept ans que nous avons publié, dans l'ouvrage déjà cité, page 21, qu'il n'est pas rigoureusement nécessaire que le pays soit bas, humide ou marécageux pour voir les fièvres intermittentes se développer épidemiquement. C'est ce que nous

avons vu à Pampelune, Espagne, ville située sur
un vaste plateau, très élevé, sec, aride, et où cependant les fièvres intermittentes règnent épidémiquement chaque année pendant la saison du
printemps et à l'approche de l'été. Nous pouvons
faire la même observation pour la ville d'Oran,
qui est située sur le revers est-nord-est de la chaîne
des montagnes, dont le terrain est sec, aride,
comme calciné, et où cependant chaque année
les fièvres de tous les types, la diarrhée et la dysenterie, se montrent épidémiquement.

Nous devons dire qu'à Pampelune, où il n'y a
pas de marécages, les courants électriques sont
occasionnés par les changements brusques de
la température de l'air, qui est souvent refroidi
par la neige dont sont couronnées les montagnes voisines de la ville. A Oran, le voisinage
de la mer suffit pour expliquer la cause des fièvres
intermittentes par les courants électriques qui
s'opèrent par les changements de la température,
l'évaporation, etc.

Les fièvres paludéennes offrent un cachet particulier par leur ténacité et leur gravité constante,
et par l'aspect terreux et jaunâtre que présentent
les individus qui en sont atteints. Ces caractères
sont beaucoup plus rares lorsque la maladie s'est
développée dans des conditions géographiques
tout à fait opposées. Ce que nous venons de dire

nous fait penser que, bien que la maladie ait, dans ces deux circonstances, une même origine, les effets peuvent varier et varient en effet par la force et l'intensité de la cause qui leur a donné naissance.

Nous avons dit que le globe terrestre est doué d'une température dont le degré augmente avec la profondeur, et que cette chaleur, de concert avec les substances hétérogènes dont la terre est formée, était la cause principale des phénomènes électriques rendus sensibles soit par des trem-blements de terre, soit par l'explosion de volcans dont plusieurs sont aujourd'hui agissants. C'est par les cratères de ces volcans que se produisent dans l'atmosphère du gaz hydrogène sulfuré, de l'acide hydrochlorique, de l'acide sulfureux, du gaz azote, des gaz hydrogène carboné et proto-carboné, qui se dégagent des mines de houille et dont le mélange avec une certaine quantité d'a-zote et d'acide carbonique forme le terrible *grison* des mineurs, et qui, enflammé, donne naissance aux feux naturels qui ont reçu le nom de fon-taines ardentes. L'acide carbonique se trouve aussi tout formé dans les silos et autres cavités terrestres. L'hydrogène perphosphoré se dégage des cimetières, et, lorsqu'il est en contact avec l'air atmosphérique, il s'enflamme et forme ainsi ce que l'on appelle les *feux-follets*.

Mais ces émanations terrestres ne se manifestent qu'accidentellement, et n'ont en général qu'une existence momentanée, circonscrite dans quelques localités dépendantes de la constitution physique du sol; il en est une autre plus constante et plus générale, nous voulons parler du fluide électrique résineux qui s'élance dans l'atmosphère d'une manière permanente, et à laquelle il faut attribuer certaines épidémies graves dont parlent les auteurs et Astruc en particulier, comme s'étant manifestées à la suite de grands tremblements de terre.

Dans l'atmosphère, les émanations sont beaucoup plus nombreuses, plus générales et plus actives; et pour qu'elles se produisent, l'expérience et l'observation ont démontré qu'il faut le concours de certaines circonstances qui sont regardées comme indispensables: 1° des matières animales ou végétales privées de vie; 2° un certain degré de chaleur et d'humidité; 3° le contact de l'air atmosphérique.

Les substances végétales soumises à l'action de ces causes forment par leur décomposition les foyers de putréfaction qu'on rencontre dans certaines parties de la surface du globe, et dont les émanations se répandent dans l'atmosphère à une distance plus ou moins grande. Les substances animales qu'on rencontre dans les cimetières, les voiries, les amphithéâtres de dissection, dans tous les lieux où l'on dépose les cadavres d'animaux, les fosses d'aisances, les dépôts d'urine et de matières fécales sont autant de sources d'émanations putrides animales.

Mais les émanations les plus redoutables sont celles qui proviennent de la décomposition simultanée des substances végétales et animales; en même temps qu'elles sont les plus abondantes, c'est principalement aux produits de leur décomposition qu'il faut attribuer l'insalubrité de tous les pays et le développement des épidémies les plus graves.

Les pays incultes chargés de débris végétaux accumulés par le temps, les marais salants mal entretenus, les côtes basses et peu inclinées, à cause, dit-on, des eaux que la marée y laisse, étant chargées de matières putrescibles, sont malsains. C'est ainsi que plusieurs plages et certaines villes maritimes seraient rendues insalubres par les eaux que le flux des marées laisse sur le littoral. Nous comprenons très bien l'existence de cette cause pour les côtes de l'océan où le flux et le reflux des marées sont réguliers et très prononcés, et peuvent inonder aussi périodiquement les cavités voisines de la plage; mais nous ne pouvons l'admettre pour les côtes de la Méditerranée, puisque cette mer, qui est l'une des plus grandes, n'a pas de flux appréciable, à moins qu'on ne considère comme tel une certaine ondulation presque insensible, et sur les côtes de laquelle cependant on rencontre des parties extrêmement insalubres. De ce nombre sont le littoral de l'Adriatique, celui du nord de l'Afrique française et certaines parties des côtes de la Corse. Suivant M. Monfolcon, le mélange des eaux douces avec les eaux de la mer est susceptible de produire une infection plus considérable par la décomposition, que les émanations produites par la putréfaction qui résulterait de chacune de ces eaux considérée isolément. Le fait est que la rencontre des deux atmosphères maritime et terrestre devient une cause d'insalubrité plus grande que l'atmosphère de l'intérieur des continents et que celle de la pleine mer, ou plutôt que celle que l'on rencontre en mer, loin de la côte. Les causes de cette différence ont été mal interprétées, comme nous le verrons plus loin. Elles tiennent évidemment à l'action de la pile marécageuse rendue plus active par l'eau salée, ce qui devrait produire un effet contraire si l'insalubrité était due à un miasme.

C'est aux marais d'eaux douces qu'il faut attribuer l'insalubrité de la côte occidentale de l'Afrique, située entre la rivière du Sénégal et la Cafrerie, de la Basse-Égypte après la retraite du Nil. Il existe aussi de ces marais dans certaines parties de la côte septentrionale de l'Algérie, dont les émanations sont ou ont été très insalubres; on en rencontre aussi dans la plaine de la Mitidja, à Bone et à Bougie. Les marais de Bougie sont situés dans une plaine à proximité de la mer, au sud-est de la ville, coupée en deux parties par la petite rivière (Oued-Soumam). L'action de ces émanations marécageuses était tellement intense pendant la saison des chaleurs, que nous avons vu, en 1838 et 1839, les militaires qui étaient de garde dans un blokaus placé dans le voisinage de cette plaine, tomber subitement malades presque tous indistinctement et le commandant supérieur être obligé de les remplacer pour assurer le service. Nous devons dire que les travaux d'assainissement que l'on a faits depuis notre occupation dans les diverses localités en ont considérablement amélioré les conditions sanitaires, à tel point que Bone, par exemple, qui était considérée comme la partie la plus malsaine, se trouve aujourd'hui dans des conditions beaucoup plus favorables sous le rapport de la salubrité. En Amérique, les marais causent l'insalubrité de Cayenne, des bords du Mississipi, de l'Orénoque, etc.; en Asie, ceux des plaines du Bengale, des environs de l'Euphrate, du Gange; enfin en Europe, ceux des environs de Rome, de Mantoue, de Sardai-

que, de quelques points de la Corse ; et en France,
les marais de la plaine de Forez, de la Brienne,
de la Bresse, de la Sologne, etc. Partout où l'on
trouve des matières végétales et animales en décomposition, le pays ou les localités où on les
rencontre sont une grande cause d'insalubrité et
la source d'épidémies plus ou moins graves, plus
ou moins meurtrières. Mais le foyer de ces
émanations, nous ne saurions trop le dire, est
d'autant plus actif que les matières organiques
sont plus abondantes et qu'elles sont en contact
avec une quantité d'eau et de calorique la plus
favorable à la décomposition. C'est par cette
raison que l'action de ces émanations qu'on attribue aux miasmes croît avec la chaleur, et que
dans les régions les plus voisines de l'équateur,
et pendant le printemps et l'été des pays tempérés, les effets de ces émanations sur l'organisme
sont les plus puissants et les plus dangereux,
comme on l'observe dans l'Afrique occidentale,
qui est considérée comme le pays le plus malsain
du monde. Certains lieux, placés sous les tropiques, la Guyane, le Bengale, Batavia, par
exemple, qui renferment des marais et plusieurs
foyers de putréfaction, sont considérés comme
très insalubres par le grand nombre de maladies
qu'on y observe presque toujours. Au contraire,
les marais immenses que l'on rencontre dans les

régions septentrionales de l'Europe, en Russie,
en Lithuanie et dans d'autres parties de la Polo-
gne et de la Suède, ont une bien moins grande
influence sur la santé, car Bontius prétend que
les fièvres intermittentes y sont inconnues ainsi
qu'aux Indes orientales, au Cap de Bonne-Espé-
rance et en Irlande. Il en est de même pendant
l'hiver des pays tempérés, en Europe, à Rome,
en Italie, en France et en Espagne, partout enfin où le vent du nord est le moins chaud. Au
printemps les marais ne communiquent à l'atmosphère que de l'humidité, et les fièvres qu'ils
occasionnent en été cessent de se reproduire en
automne.

Nous venons de voir que partout où il y a des
marécages, il y a production de maladies dans
des proportions plus considérables que dans les
pays où il n'en existe pas; que les effets de ces
foyers d'émanation grandissent par l'élévation de
la température atmosphérique, et qu'ils diminuent d'intensité ou s'effacent même complètement avec la diminution de la chaleur.

Nous devons signaler une autre source d'émanation, dont les effets sur la santé sont souvent
très préjudiciables; nous voulons parler des exha-
lations que les hommes sains ou malades manifestent dans l'air atmosphérique lorsqu'ils sont
réunis en nombre plus ou moins considérable.

C'est ainsi que dans les casernes, les hôpitaux, les prisons, et dans d'autres lieux encombrés, dont la quantité d'air est inférieure à celle nécessaire à la respiration des individus, le milieu où ils sont placés s'altère par l'exhalation des surfaces du corps et plus spécialement par la peau et les voies respiratoires.

« L'analyse directe de l'air, dit M. L. Deslandes, article *Émanations* du *Dictionnaire de médecine et de chirurgie pratiques*, n'a presque rien appris sur la nature des émanations putrides. Elle a fait seulement connaître quelques *gaz* dans l'atmosphère de *quelques lieux* circonscrits : c'est de l'acide carbonique dans les silos; de l'ammoniaque ou de l'acide hydro-sulfurique, de l'hydro-sulfate d'ammoniaque, et de l'azote dans les fosses d'aisance et les égouts; de l'acide carbonique et de l'hydrogène carboné au fond de certains puits creusés dans des terrains de remblai; c'est, enfin, un peu d'acide carbonique, trouvé par Guyton-Morveau dans l'air de vases où il avait fait pourrir de la viande crue, et du sous-carbonate d'ammoniaque reconnu dans celui des étables par M. Julia.

» Là se borne tout ce que l'analyse directe de l'air a appris sur les émanations putrides. C'est en vain qu'on a soumis à cette analyse les atmosphères les plus fétides, celles des amphithéâtres de dissection, des voiries, des hôpitaux, des marais, etc.; elle n'y a rien trouvé.

» Ne trouvant rien dans l'air, elle s'est exercée sur les gaz qui s'échappent en grosses bulles du fond des marais, recueillis avant leur mélange avec lui; elle a trouvé qu'ils sont le plus communément composés de 80 parties d'hydrogène proto-carboné, et de 14 d'azote; qu'ils contiennent assez souvent une petite quantité d'acide carbonique et quelquefois d'oxigène. Indépendamment des notions fournies par les analyses, l'hydrogène carboné a été signalé par la combustion à sa sortie de l'eau et de la fange des marais; l'acide hydro-sulfurique, par son odeur et l'altération que les métaux éprouvent dans l'atmosphère d'une foule de foyers; l'acide carbonique, par l'affaiblissement des lumières, particulièrement dans la cale et le faux pont des navires. On a présumé que les feux-follets observés dans quelques cimetières résultaient du dégagement de l'hydrogène perphosphoré.

» L'humidité atmosphérique condensée a fourni à l'analyse quelques résultats qu'en opérant sur l'atmosphère elle-même on n'a pu encore obtenir. Moscati a vu en suspension dans de l'eau recueillie de l'atmosphère, des rizières et de celle du grand Hôtel-Dieu de Milan, une matière floconneuse qui répandait une odeur cadavérique. Guntz

a trouvé une odeur semblable aux vapeurs conden-
sées de portions putréfiées de cadavre ; Brocchi et
Rigaud, de Lille, ont constaté dans la rosée des
marais Pontins un dépôt floconneux de matière
animale. Cette rosée, analysée par Vauquelin, lui a
présenté quelques sels à base de soude et d'ammoniaque, et une petite quantité de matière animale. Des analyses, faites depuis par MM. Rigaud et Julia, offrent à peu près les mêmes
résultats. Ces recherches n'apprennent rien sans
doute sur la nature des émanations ; mais elles en
indiquent le véhicule probable, et c'est ce qui lui
donne une certaine valeur. »

Plus récemment encore, d'après les expériences
de MM. Boussingault et Dumas, l'air atmosphérique, soit qu'on le prenne à Paris, soit qu'on
le prenne à la campagne, renferme en poids
2,300 d'oxigène pour 7,700 d'azote ; en volume,
208 du premier pour 792 du second.

L'air renferme en outre de 4 à 6/10,000 d'acide
carbonique en volume, une quantité presque insensible de gaz hydrogène carboné, qu'on nomme
gaz des marais, et que les eaux stagnantes laissent
dégager à chaque instant. Il contient aussi de
l'acide azotique, et de l'oxide d'ammonium, qui
ne peuvent avoir qu'une existence momentanée
en raison de leur solubilité dans l'eau.

Nous venons de voir que, malgré les nombreux

travaux que l'on a entrepris sur l'air et les émanations marécageuses, l'analyse chimique n'a rien trouvé d'assez notable pour justifier la gravité des effets morbides qui se développent chez les individus qui ont été en contact avec l'atmosphère des marais ou tout autre foyer d'émanations.

Nous pouvons donc avancer que la nature des émanations, chimiquement parlant, est inconnue, et que leur existence ne se révèle que par le grand nombre de maladies auxquelles elles donnent naissance dans les diverses parties du monde avec un caractère plus ou moins grave. En effet, en Égypte, c'est la peste que ces émanations développent; aux Antilles la fièvre jaune, aux Indes le choléra; en Grèce, en Italie, en Espagne, en Algérie et en France, les fièvres intermittentes simples ou pernicieuses, et dans la province d'Oran la dysenterie et la diarrhée.

Les théories diverses qui ont été mises en avant jusqu'ici pour expliquer les causes des maladies paludéennes sont loin d'être satisfaisantes, car même celles qui en apparence paraissent les plus rationnelles, et qui sont les plus accréditées sont contestables ou contestées. Les émanations marécageuses, en effet, considérées par l'universalité des médecins comme la cause déterminante des fièvres de marais, ne renferment en réalité, comme nous l'avons vu, aucun principe délétère appréciable à l'analyse, à moins qu'on ne considère comme tels une quantité presque insaisissable de gaz hydrogène carboné et d'autres principes gazeux, acides ou alcalins, dont l'existence n'est que passagère, et dont l'action pathologique est pour le moins hypothétique.

On a aussi avancé, sans plus de preuves, que l'élévation de la température et l'humidité de l'air, considérées isolément, étaient la cause déterminante des maladies endémiques ou épidémiques qui s'observent dans les pays qui ne renferment pas de marécages. Ces deux opinions exclusives ne peuvent pas non plus être admises, bien que l'eau et le calorique, comme nous le verrons bientôt, exercent de l'influence sur la manifestation réelle de la cause productrice des maladies.

Cependant il est incontestable qu'il existe une cause générale des maladies, et dont les effets sont plus sensibles dans les localités où cette cause est plus active, plus puissante. C'est, en effet, ce que l'on observe dans les atmosphères qui entourent les marais, ou dans d'autres localités réputées malsaines.

Mais puisque la chaleur, ni le froid, ni la lumière, ni l'humidité, toutes choses que l'on rencontre dans les régions marécageuses, ne sont pas la cause des maladies, ni le miasme dont l'existence est contestée par des auteurs recommandables, quel est donc le principe agissant qui trouble la santé, et qui, dans beaucoup de circonstances, a une action aussi manifeste sur notre organisme ?

Ce principe n'est et ne peut être que le fluide électrique qui se manifeste dans des proportions exagérées, et dont le dégagement entre le ciel et la terre est constant, et dont le développement est précisément plus considérable dans les atmosphères marécageuses et dans l'air chargé d'humidité que partout ailleurs. Il est impondérable le plus souvent, invisible et insensible à nos sens. L'électricité générale produite par les grands appareils de la nature pénètre tous les corps sans exception, et produit des phénomènes d'attraction et de répulsion, de composition et de décomposition d'autant plus énergiques que les sources en sont plus puissantes et plus nombreuses.

Or, le sol des marais, qui est composé de substances hétérogènes qui sont constamment en contact les unes avec les autres, est aussi pénétré d'eau plus ou moins impure, car elle contient presque toujours des quantités plus ou moins considérables de substances acides, alcalines ou salines, et des matières organiques en voie de décomposition, dont les qualités et les quantités sont susceptibles de varier suivant une foule de circonstances. Tout cet ensemble constitue un vaste appareil qui offre la plus grande ressemblance avec la pile voltaïque dont l'air, placé dans le voisinage des marais, serait chargé de transmettre les influences à l'homme.

Nous avons indiqué dans les précédents chapitres les lois et les théories à l'aide desquelles l'électricité se développe dans l'appareil galvanique perfectionné par Volta. Nous avons vu que les métaux de nature différente, mis en contact les uns avec les autres, produisaient de l'électricité, et nous avons reproduit ce que les physiciens les plus célèbres nous ont enseigné que l'électricité libre ou combinée se rencontre partout et que le contact de deux corps hétérogènes, sans exception, était susceptible de rompre l'équilibre en donnant naissance à tous les phénomènes électriques.

Nous avons également indiqué comment notre corps, que nous avons un instant comparé au conducteur inanimé de la machine électrique isolé ou non isolé, pouvait devenir électrique par l'action à distance des nuages orageux. D'un autre côté, lorsqu'un corps, à travers lequel les électricités se déchargent, devient magnétique, comme l'a démontré le premier, en 1820, le physicien danois Oersted, ce corps acquiert une polarité magnétique qui croise la direction du courant électrique à angle droit : de manière que quand l'aiguille aimantée se trouve au-dessus du corps excitateur, le pôle boréal passe à gauche de la direction de l'électricité positive, tandis que quand on place l'aiguille au-dessous de l'excitateur, c'est à droite que le pôle s'établit. Cette découverte, qui avait pour objet de démontrer que tous les corps conducteurs pénétrés par l'électricité sont susceptibles de devenir magnétiques, fut examinée, étendue et confirmée par MM. Arago, Ampère, Seebeck, etc., etc., qui l'ont enrichie de développements importants.

Seebeck a découvert que si deux métaux se touchent par deux points éloignés l'un de l'autre, et que l'un des deux soit échauffé, il se dégage un courant électrique qui les rend magnétiques, et leur procure absolument la même espèce de polarité qu'ils acquièrent pendant la décharge de la pile électrique. Pour distinguer les phénomènes produits par la pile, de ceux fournis par la chaleur, Oersted a proposé de désigner les phénomènes les plus anciennement connus sous le nom d'*hydro-électriques*, et ceux dont la découverte est due à Seebeck, sous celui de *thermo-électriques*.

Tous les phénomènes électro-magnétiques, auxquels la décharge de la pile électrique donne lieu, peuvent être produits par les autres sources de l'électricité. La polarité magnétique de la commotion électrique explique des phénomènes que l'on connaissait depuis longtemps déjà sans savoir à quelle cause les rapporter. Aujourd'hui que nous sommes plus avancés sur ces faits, nous savons pourquoi la foudre qui tombe sur un navire fait souvent changer la direction de la boussole; cet effet dépend de ce que la foudre communique à tous les fers du vaisseau une polarité magnétique qui influe sur la polarité de l'aiguille aimantée qui marque souvent le nord dans des directions diverses.

Nous ne serions pas éloignés de croire que la maladie que produit l'électricité ne fût le résultat d'un phénomène analogue à celui que détermine la foudre sur les métaux, en changeant les rapports normaux ordinaires entre l'organisme et les agents physiques.

L'homme, qui est un corps éminemment conducteur de l'électricité, doit aussi subir la même loi lorsqu'il est traversé par le fluide électrique de l'atmosphère. Partengdon a remarqué que le pouce d'une personne attirait l'un des pôles de l'aiguille aimantée, tandis qu'un autre doigt de la même personne le repoussait. Béclard a remarqué qu'une aiguille plantée dans un nerf devenait magnétique, et, suivant Berardi, une aiguille d'acier qu'on avait plongée dans le nerf crural d'un lapin attira ensuite la limaille de fer. L'insufflation de l'air atmosphérique, et surtout de l'oxygène sur les animaux, produit des phénomènes magnétiques. L'application d'aimants a souvent déterminé des effets marqués sur la sphère animale, chez des personnes en santé et chez d'autres atteintes de douleurs et de spasmes; ce qui pourrait faire croire, d'après ce qui précède, qu'il y a une force magnétique contenue dans notre organisme. Suivant Coulomb, le magnétisme peut être démontré même lorsqu'il ne tombe pas immédiatement sous les sens, et que ce n'est pas seulement sur une barre en fer plantée verticalement en terre qu'il devient manifeste; car au dire d'Hausteen, tout corps placé dans une situation perpendiculaire, comme une cloison en planches, un mur, un arbre, etc., et je pourrais ajouter un homme, montre sa polarité boréale à son extrémité inférieure, et la polarité australe à la supérieure. Il n'est pas croyable, dit Burdach avec beaucoup de raison (*Ouv. cité*, p. 610), que l'organisation fasse exception à la règle; mais il peut très bien se faire que cette force générale de la nature agisse en lui d'une manière spéciale. En effet, si nous remontons à l'idée même du magnétisme, nous voyons en lui le type général de la polarité, la manifestation d'une seule et même force sous deux formes opposées d'activité. Il exprime la division intérieure en deux d'une existence unique; le développement d'antagonismes dans lesquels une même force se manifeste de diverses manières. D'après cela, le magnétisme, image générale de l'existence qui se résout en pluralité, peut se réaliser dans l'organisme par le développement de la polarité, telle qu'on l'observe surtout dans la procréation.

La doctrine de la polarité est basée sur les phénomènes électro-magnétiques, et sur ce qu'on connaît vaguement en France depuis cinquante ans sous le nom de *la philosophie de la nature*. Elle est dérivée de la philosophie de Kant, de Kruisberg, et plus immédiatement de celle de Schelling.

Nous avons dit précédemment que les phénomènes dans l'univers sont doubles et opposés : *attraction* et répulsion. La cause de ces phénomènes, qui est également double et opposée, est due à la force primitive de la nature, qui se distingue en deux puissances primitives qu'on est convenu d'appeler *polaire*, l'une *attractive*, l'autre *répulsive*. Les corps impondérables, à la tête desquels Broussais place l'électricité et le galvanisme, sont la cause de la manifestation de la force contractive.

L'opinion des polaristes est que la force électro-galvanique ne peut être considérée comme la cause fondamentale ou le premier mobile des phénomènes vitaux. Ils fournissent sur cette ques-

tion des preuves satisfaisantes, et ils arrivent à
cette conclusion que l'énergie électro-galvanique
considérée dans l'intérieur des corps, indépendamment de tout courant et de tonte décharge
provenant de l'extérieur, est toujours subordonnée
à l'action de la vie, et est *son effet plutôt que sa
cause*. La force magnétique et les influences des
climats et des saisons sont les derniers principes
élémentaires dont les polaristes reconnaissent le
concours pour la confection des organes et l'exercice des fonctions. Sous le nom de sécrétions, ils
rangent l'assimilation, la décomposition, l'élimi-
nation, qui se font en vertu des dissolutions, des
analyses, des synthèses et des recompositions
vitales dans tous les points de la matière organique. Pendant ces opérations organiques se développent les impondérables qui figurent dans le
jeu de nos fonctions, le calorique, l'électricité, et
surtout le biolique ou principe vital. De ces mouvements organiques résultent forcément des
changements simultanés dans le sang et les fluides; de nouvelles dissolutions s'effectuent. Le
sang et les humeurs qui se trouvent dans la sphère
d'activité de l'organe sécréteur deviennent semblables à lui pour servir à la nutrition, et forment
ce que l'on appelle la *sécrétion interne*. Une autre
portion des mêmes fluides, qui est moins analogue à la nature de l'organe, forme le produit de

la *sécrétion externe*, qui est la sécrétion proprement dite, et dont les matériaux sont rassemblés par les canaux excréteurs pour être mis en dépôt ou éliminés. Enfin le sang veineux, épuisé par la nutrition qui est alors dépourvue de toute qualité vivifiante ou nutritive, est recueilli par les capillaires veineux, et rentre de nouveau dans la grande circulation.

Telle est l'explication donnée par les polaristes et qui devrait, à la rigueur, s'appliquer exclusivement à la nutrition. Mais, selon eux, cette dernière fonction s'opère par la vapeur du sang artériel qui produit dans les parties solides où il parvient une action double, bio-chimique et dynamique, d'où résultent des changements sous les formes et les qualités des solides et des fluides. La nutrition est composée de deux phénomènes opposés : l'*ablation* et l'*opposition* qui se rapportent de droit à la force expansive et contractive, et, en dernière analyse, aux deux grandes forces générales polaires primitives et opposées, la *répulsion* et l'*attraction*.

Assurément, dit Broussais, l'application des phénomènes et des moyens de la physique aux corps vivants n'est pas une étude à laquelle il soit convenable de renoncer. Nous n'aurons jamais trop de modificateurs d'une action bien constatée pour guérir nos maladies et multiplier nos jouissances intellectuelles. Ce que nous devons abandonner, c'est l'espoir d'expliquer les phénomènes de la nature organique par ceux de la nature inorganique. (*Examen des doctrines médicales*, t. III, p. 167.)

En procédant encore par voie d'analogie, de même que nous avons comparé la constitution d'un marais à un vaste appareil galvanique, nous pouvons également assimiler à la pile voltaïque le corps de l'homme, puisqu'il est également formé du contact d'éléments hétérogènes dont les nerfs et les muscles sont les conducteurs, et les matières solides et les fluides seraient à la fois les générateurs et les conducteurs de l'électricité.

M. Biot, après avoir décrit les phénomènes que présentent certains cristaux électrisés par la chaleur, dit, page 576 de l'ouvrage cité : « Les phénomènes que présentent les minéraux susceptibles de s'électriser par la chaleur sont tellement analogues à ceux que je viens de décrire, qu'on ne peut guère douter que la nature n'y ait réalisé un appareil semblable, c'est-à-dire une pile électrique composée d'un nombre infini de plaques parallèles. Le seul exposé des faits suffit pour établir cette vérité.

» Je prendrai pour exemple la variété de tourmaline que M. Haüy nomme *isogone* ; elle a la forme d'un prisme à neuf pans, terminé d'un côté par un sommet à trois faces, et de l'autre par un sommet à six faces. Quand on expose cette pierre à une température moindre que 34° de Réaumur, elle n'offre aucun signe d'électricité; mais plongez-la pendant quelques minutes dans l'eau bouillante, et, après l'avoir retirée en la tenant avec des petites pinces par le milieu du prisme, présentez-la au disque de l'électroscope, ou à un petit pendule déjà chargé d'une électricité comme; vous verrez qu'elle l'attire par un de ses bouts et le repousse par l'autre. Le sommet à trois faces possède l'électricité résineuse, et le sommet à six faces l'électricité vitrée. En rendant l'électroscope extrêmement sensible, on trouve que chaque espèce d'électricité va en décroissant rapidement depuis le sommet où elle réside; qu'elle devient très faible à une petite distance de chaque extrémité du prisme, et que de là jusqu'au centre, tout le reste du minéral semble dans l'état naturel; en un mot, les effets sont absolument les mêmes que dans la pile électrique isolée, dont j'ai décrit plus haut la construction. »

Depuis lors on a fait des expériences thermoélectriques; M. Becquerel en particulier a obtenu, avec un fil de métal non oxidable, des résultats analogues.

M. Biot dit plus loin qu'il ne serait pas impossible qu'un grand refroidissement développât dans la tourmaline une rupture d'équilibre électrique, comme le fait l'élévation de la température, ou que cette rupture s'opérât par de plus faibles degrés de chaleur si la tourmaline était préalablement exposée à un haut degré de froid artificiel. Ces particularités, qui pourraient éclairer davantage les mystères de l'électrification de ce minéral, mériteraient d'être examinées.

Lorsqu'on fond du soufre dans un bassin de fer, et qu'on le laisse refroidir dans le bassin après l'avoir isolé, on trouve qu'il acquiert l'électricité résineuse, et le fer l'électricité vitrée. Ce fait semble nous indiquer ce qui se passe dans chaque élément de la tourmaline et des autres cristaux qui deviennent électriques par la chaleur. Une suite d'éléments pareils, mis en contact les uns avec les autres, formerait probablement une véritable pile électrique, dans laquelle l'isolement et la séparation des plaques seraient produits par la non-conductibilité de la substance du cristal (page 577).

Nous lisons dans la *Gazette médicale* : Une lettre a été lue à l'Académie des sciences en 1844 par M. le professeur Dumas, dans laquelle M. Matteucci rend compte des expériences nouvelles qu'il vient de faire, et qui font suite à ses travaux sur l'électricité animale. Au moyen de

piles d'animaux vivants à sang chaud (pigeons),
il est arrivé à cette conclusion : que le courant
électrique musculaire augmente d'intensité avec
le degré que les animaux occupent dans l'échelle.

M. Matteucci a fait une expérience de comparaison avec cinq grenouilles, également disposées
en pile; elle a donné au galvanomètre 10° seulement, alors qu'il en avait observé 15° au même
instrument avec la pile de cinq pigeons vivants.
Le courant a toujours été dirigé, dans l'animal,
de l'intérieur des muscles de la cuisse à la surface.
Les deux cuisses étaient écorchées sur chaque pi-
geon, et une petite portion de la surface musculaire de l'une des cuisses était à découvert.

Nous avons reproduit ce fait afin de constater
encore une fois que les animaux, de même que
les autres corps, lorsqu'on les met en contact, tous
produisent, comme les métaux de nature différente, des phénomènes électriques lorsqu'ils
sont placés dans des conditions convenables. Il
nous apprend également que la faculté de produire de l'électricité dans les animaux croît avec
le degré de l'échelle.

Il nous paraît donc bien démontré que l'homme
ne doit pas faire exception à cette règle; car, soit
qu'on le considère par analogie comme un conducteur de la machine ou comme une barre de
fer verticalement placée sur le sol dont la pola-

rité boréale serait à ses pieds, et la polarité australe à sa tête, soit enfin qu'on le compare à une pile galvanique vivante à colonne ou à auge, suivant son attitude droite ou couchée, toujours est-il qu'il est diversement influencé par l'électricité atmosphérique et terrestre, et cette influence est d'autant plus grande que les sources de l'électricité sont plus puissantes et plus nombreuses, et que la conductibilité de l'air est plus considérable.

C'est ainsi que les contrées basses, marécageuses, que nous considérons comme de vastes appareils galvaniques, produisent, par le contact de corps hétérogènes et de l'eau dont ils sont formés, les courants électriques qui agissent sur l'organisme, et sont la cause véritable des maladies des marais. Indépendamment de l'excitation de l'électricité par le contact, la chaleur et le changement de température, et l'évaporation que l'on observe dans ces mêmes localités sont autant de sources d'électricité dont l'énergie augmente par l'élévation de la température atmosphérique.

Nous avons déjà dit que, lorsque l'électricité atmosphérique se manifeste dans de justes proportions, comme on l'observe pendant les temps calmes et sereins, elle est utile à la vie de tous les êtres animés; mais dès qu'elle se produit dans des proportions exagérées, il y a un trouble général dans la nature, qui s'annonce par des phénomènes insolites; des éclairs se manifestent, le tonnerre gronde quelquefois, mais plus rarement, du moins en Europe, on observe des secousses de tremblement de terre. La foudre céleste ou terrestre annonce de grands phénomènes électriques. Nous avons vu ailleurs que le bruit de la foudre et les éclairs qui la précèdent ou l'accompagnent sont occasionnés par la rencontre de deux nuages, dont l'un est électrisé vitreusement et l'autre résineusement, ou bien encore par le rapprochement d'un nuage animé par de l'électricité vitrée et la terre, qui est électrisée résineusement. Les phénomènes électriques de l'atmosphère, comme ceux dont nous venons de parler, ont la plus grande analogie avec ceux que l'on produit par le frottement avec la machine électrique ordinaire; tandis que ceux que l'on observe au centre ou à la surface du globe terrestre offrent la plus grande analogie avec les phénomènes électriques de la pile voltaïque. Les premiers ont une action plus marquée sur les organes de la vie animale ou de relation, tandis que les seconds portent plus particulièrement leur influence sur les appareils de la vie organique.

Si nous procédons encore par voie d'analogie, et qu'après avoir reconnu l'identité de la constitution de la pile voltaïque avec la pile terrestre, nous étudiions les effets produits par ces deux appareils électriques sur l'organisme, nous trouverons un rapprochement tel que les effets déterminés par l'un doivent être de même nature que ceux produits par l'autre.

Ainsi, la pile galvanique ou voltaïque est composée d'un certain nombre de couples métalliques, cuivre et zinc, séparés les uns des autres par une rondelle de drap imbibée d'une dissolution saline, ou d'eau acidulée qui a pour objet de servir de conducteur et de transmettre l'électricité d'un couple ou élément à l'autre. Au contact du zinc et du cuivre, il existe une force que les physiciens nomment force *électro-motrice*, et qui a pour effet de séparer les fluides, de manière que le vitré se répande sur le zinc, et le résineux sur le cuivre, jusqu'à ce que la tension électrique sur chaque disque fasse équilibre à la force locomotrice. Cet appareil se nomme pile à colonne, mais il en existe d'une autre forme qu'on nomme pile à auge, qui est horizontal ; il est composé de couples carrés séparés les uns des autres par un petit espace que l'on remplit d'eau acidulée. Le docteur Vollaston a imaginé une pile dans laquelle les couples sont placés à peu près comme dans la pile à auge, mais ils sont tous fixés à une traverse de bois, ce qui permet de les plonger à volouté dans le vase où se trouve l'eau simple ou acidulée qui est le liquide conducteur.

La construction de la pile est fort simple, comme on le voit ; elle repose sur ce principe que le contact de deux corps hétérogènes quelconques développe de l'électricité, et que les métaux surtout possèdent cette propriété au suprême degré.

L'eau dont on se sert dans la construction de la pile voltaïque a pour objet de servir de conducteur en transmettant l'électricité d'un élément à l'autre Mais comme l'eau simple est un mauvais conducteur de l'électricité, on la mélange à des acides dans certaines proportions ou à des dissolutions salines. Alors elle conduit mieux le fluide électrique, et les effets de la pile croissent dans la même proportion.

En général, lorsque la substance acide, alcaline ou saline, qu'on ajoute à l'eau est facile à décomposer, l'activité de la pile est augmentée et plus forte que si l'eau tenait en dissolution des substances d'une décomposition plus difficile ; l'acide nitrique, le sel ammoniac et le sel de cuisine sont les substances dont on se sert généralement, parce qu'elles remplissent mieux le but qu'on se propose.

L'action de la pile galvanique sur les corps de la nature est extrêmement remarquable ; la décharge de cet appareil a produit, en effet, tous les phénomènes auxquels donnent naissance les instruments condensateurs ; si l'on réunit par un fil de fer ou de tout autre métal les deux pôles de la pile isolée ou non, ce fil rougit et entre en combustion avec un grand dégagement de calorique et de lumière.

Les effets physiologiques et thérapeutiques de cet appareil ne sont pas moins étonnants. Si l'on prend une pièce d'argent et une autre pièce de zinc d'égale grandeur, dont le contour constitue un des éléments de la pile voltaïque, et qu'on place ces pièces l'une sur la langue et l'autre dessous, et qu'on les fasse toucher en avant du bout de l'organe, on sent aussitôt une saveur brûlante, qui au côté zinc se rapproche de celle des acides, et, au côté argent, a un caractère moins déterminé. Ici l'humidité de la langue est le conducteur à l'aide duquel les électricités contraires des deux métaux se réunissent pour constituer la charge électrique, et le liquide lui-même éprouve une modification. Si l'on applique un petit morceau de zinc à la face interne d'une joue, et une pièce d'argent sur la paroi interne de l'autre joue, et qu'on fasse communiquer les deux métaux en dehors par le moyen d'un fil d'argent, on éprouve dans l'œil, au premier moment du contact, une sensation de lumière, qui se dissipe rapidement, tandis que le sentiment d'une chaleur brûlante au voisinage de métaux annonce qu'il se fait une décharge continuelle.

Lorsqu'on fait passer le courant galvanique dans une partie quelconque de la tête séparée du tronc d'un animal mort récemment, d'un bœuf, par exemple, on voit aussitôt les yeux s'ouvrir, les oreilles et la langue s'agiter, les naseaux s'enfler. Nous avons parlé, au chapitre IV, des expériences faites par Andini sur un supplicié, et de celles que nous fîmes nous-même en 1818 à l'hôpital d'Instruction de Lille.

Nous avons vu qu'une pile galvanique ne produit jamais que des effets insignifiants lorsqu'elle est sèche; tandis qu'avec le concours de l'eau et surtout de l'eau acidulée, alcaline ou saline, on donnait à l'appareil une activité extraordinaire capable de produire les plus grands effets. Nous avons vu, qu'en effet, les corps les plus réfractaires, les plus stables, ont été fondus, rendus incandescents, décomposés, réduits. Puisque les corps bruts ont ainsi éprouvé de si grands changements, il n'est pas douteux que l'homme que l'on soumettrait à la même influence n'éprouvât des effets de désorganisation analogues, et qui se produiraient même avec moins d'efforts, puisque la force d'agrégation de son organisme est, sans contredit, beaucoup moindre. Or, si la pile vol-

taïque possède une action aussi énergique sur
l'homme, ce qui est incontestable et reconnu par
tous les observateurs, la pile électrique naturelle
marécageuse doit aussi produire des effets analogues, si nous prouvons que la constitution physique des deux appareils présente la plus grande
analogie.

En effet, les marais sont formés d'un sol bas,
plat, peu ou point incliné, et dont le fond se
compose de terres argileuses, calcaires, siliceuses,
végétales, de substances minérales ou organiques
qui forment autant de corps hétérogènes plus ou
moins perméables à l'eau. La réunion de ces diverses substances de nature différente représente
les éléments de la pile électrique. D'un autre
côté, l'eau de la pile marécageuse devient un
conducteur du fluide électrique d'autant plus
puissant, qu'elle contient en dissolution des substances acides, alcalines ou salines, et souvent
aussi le produit des substances organiques qui
viennent en augmenter la conductibilité, donner
plus d'énergie à l'action des phénomènes électriques. Mais ce n'est pas tout, car nous n'avons
encore qu'un appareil incomplet, qui a pour
objet de produire de l'électricité ; il lui fallait des
moyens de transmettre au loin le fluide électrique,
et ces moyens, nous les trouvons dans l'air humide qui est presque constant dans l'atmosphère

des marais ou dans le voisinage des étangs, des rivières et des mers. L'air humide des marais et de tous les pays entourés d'eau est donc le conducteur de l'électricité qu'il transmet aux corps qui vivent dans une atmosphère humide quelconque. Nous avons déjà dit qu'indépendamment des causes d'électricité produites par le contact des corps hétérogènes et le frottement, il existe encore, dans l'atmosphère, des sources nombreuses d'électricité; la chaleur, le changement de température et l'évaporation doivent être placés en première ligne. C'est aussi pendant l'été et dans les pays chauds, que les effets des grands courants électriques sur l'organisme se manifestent au suprême degré. La coïncidence signalée par les auteurs entre la manifestation de l'humidité atmosphérique et celle des émanations est constante; mais au lieu de reporter la cause des maladies à l'action d'un miasme ou d'un agent toxique qui n'existe pas dans les émanations marécageuses ou autres, on doit en attribuer la cause à l'influence électrique qui y existe toujours, et toutes les maladies dont les causes sont inconnues ou plutôt inaperçues doivent avoir pour origine cette même influence. En effet, dans tous les pays où l'on rencontre de grands courants électriques, coïncidant avec l'humidité de l'air, les maladies y sont plus nombreuses, et présentent un caractère fort grave. C'est ainsi que les marais, ceux des pays chauds surtout, offrent tant de danger, par la raison que la pile électrique naturelle marécageuse offre une activité extraordinaire, et qu'elle exerce sur notre organisme, cette autre pile animale, la plus funeste influence.

Lorsque le vent du sud, en Afrique, vient à souffler (le siroco), l'effet énervant qu'il produit, l'accablement dont nous sommes frappés et le grand nombre de maladies qu'il détermine, tous ces phénomènes sont dus au développement de l'électricité, qui se produit par la différence extraordinaire de la température du vent du midi avec celle du vent du nord, dont la rencontre excite un développement plus ou moins considérable d'électricité.

Les maladies qui se développent dans les pays chauds pendant le règne des pluies qui ont été précédées par un temps plus ou moins sec, sont encore dues à un développement extraordinaire d'électricité atmosphérique et terrestre. L'eau pluviale, en pénétrant la terre chaude et aride, donne à la pile terrestre une activité extraordinaire, en servant de conducteur dans le sol, et à l'état de vapeur dans l'atmosphère. C'est pour cette raison que l'air chaud et humide est plus nuisible à la santé, parce qu'il est meilleur con-

ducteur du fluide électrique. On a dit avec raison
que les localités les plus malsaines ne sont pas
celles où il y a abondance de matières fermen-
tescibles, mais celles où ces matières rencontrent
de l'eau. Vauquelin et Serulas pensaient que le
chlore qu'on employait pour purifier l'air agissait, en détruisant l'humidité, plutôt que sur la
matière miasmatique : voici ce que dit Serulas à
ce sujet dans le *Recueil des mémoires de médecine, chirurgie et pharmacie militaire*, t. III,
page 316 :

« Mais ces émanations connues sous la dénomination de *miasmes*, dont la présence s'annonce
quelquefois par une odeur particulière, et toujours par leur influence pernicieuse sur l'économie animale; ces principes qui ont échappé
jusqu'à ce jour à tous les moyens que la science
a mis en usage pour les saisir, comment définir
l'action qu'a le chlore sur eux? Car les fumiga-
tions chloriques produisent, on n'en doute plus,
de bons effets dans le dernier cas, comme dans
le premier.

» Notre célèbre maître, M. Vauquelin, regarde
l'eau hygrométrique de l'atmosphère comme le
véhicule des émanations terrestres. On remarque,
à l'appui de cette opinion, que les maladies épidémiques cessent dans l'hiver, dans les grands
froids ou dans les grandes chaleurs. Dans la

première circonstance cette eau est condensée ou solidifiée; dans l'autre, elle est gazéifiée : en dissolution parfaite dans le calorique, elle n'est plus sensible à l'hygromètre, elle n'a plus d'influence sur les animaux. »

Hippocrate, quoique sous un autre point de vue, avait le premier signalé les maladies que les eaux marécageuses et l'atmosphère des marais pouvaient produire sur l'économie animale. Car, dit-il, « je veux exposer (les eaux) lesquelles sont malfaisantes, lesquelles sont très salubres, quel bien, quel mal résulte vraisemblablement de leur usage, car elles ont une grande influence sur la santé. » Les eaux de marais, de réservoirs et d'étangs sont nécessairement chaudes en été, épaisses, et de mauvaise odeur. Comme elles ne sont point courantes, mais qu'elles sont sans cesse alimentées par de nouvelles pluies et échauffées par le soleil, elles sont nécessairement louches, malsaines et propres à augmenter la bile. (Daremberg, *ouvrage cité*, page 200.)

L'insalubrité des marais salins, celles des côtes et des villes maritimes, qui est plus grande que celles des marais d'eau douce ne peut être attribuée qu'à des courants électriques qui sont plus grands lorsqu'ils proviennent des piles naturelles excitées par l'eau salée. Il existe en outre, dans ces mêmes localités, une autre grande source d'électricité, c'est celle produite par l'évaporation. C'est à cette double cause, très probablement, qu'il faut attribuer l'insalubrité plus grande des côtes maritimes basses et peu inclinées, sur lesquelles les marées de l'Océan, après le reflux, laissent des dépôts d'eau salée, ou qui se mêlent aux eaux douces. C'est encore à la même cause qu'il faut attribuer l'insalubrité de ces contrées, et que Kéraudrey attribuait à la rencontre de deux atmosphères, maritime et terrestre.

Les terrains que l'on inonde volontairement, soit comme moyen de défense, soit pour la culture du riz en Italie, et pour celle de l'orge, dans quelques localités de la province d'Oran; les eaux stagnantes, les terrains vierges, ceux des vieux cimetières aussitôt qu'ils sont ouverts, de même que les rues et les routes défoncées non pavées, forment une atmosphère humide nuisible à la santé, insalubrité qu'on attribue généralement à l'existence de miasmes ou d'émanations putrides, et qui nous paraît n'avoir d'autre cause qu'un dégagement extraordinaire d'électricité dont les courants sont rendus plus faciles par l'humidité du sol et celle de l'air atmosphérique.

Enfin, nous ne saurions trop le répéter, partout où l'on rencontre des marais, des réservoirs d'eau douce ou salée, isolés ou formés par le mélange de ces deux liquides, il se produit constamment une atmosphère humide brumeuse occasionnée par l'évaporation de l'eau pendant la chaleur du jour, et qui se condense pendant la fraîcheur des nuits. Nous lisons dans les Annales thérapeutiques de M. le docteur Rognetta, janvier 1845, page 378, un article très intéressant intitulé *Des fièvres d'après l'école italienne*, dont nous donnons le résumé suivant :

Le professeur Folchi, médecin en chef de l'hôpital de Saint-Esprit, à Rome, a fait un très bon mémoire sous le titre : *De l'origine des fièvres périodiques*, à Rome et dans les campagnes. Il distingue les causes atmosphériques ou occasionnelles, de la cause organique ou immédiate, qui en est un effet. C'est sur les premières que l'examen attentif doit porter d'abord.

Les vapeurs aqueuses qui dominent l'atmosphère romaine s'exhalent de divers fleuves, et s'abaissent surtout pendant les nuits d'été sur l'horizon de la capitale du monde chrétien. C'est à cette dernière cause, aux vapeurs aqueuses de l'atmosphère, que le physicien de Rome attribue la naissance des fièvres intermittentes, simples ou pernicieuses, qui dévastent sans cesse les contrées romaines. Ces vapeurs, en se condensant, occasionnent un abaissement considérable de la température pendant la nuit. Il résulte des observations de l'au-

teur, qu'à Rome et aux environs, la différence,
entre la température du jour et celle de la nuit,
est de 10 à 13 degrés centigrades. Le froid humide
de la nuit devient dès lors à ses yeux la cause ef-
ficiente réelle qui frappe surtout les habitants de
la campagne, qui ont l'habitude de dormir à la
belle étoile et demi-nus. Au lieu de poursuivre le
fantôme des prétendus miasmes, l'auteur appelle avec raison l'attention sur l'état du sol on-
doyant et gibbeux de certaines localités, lequel
favorise l'arrêt des eaux passagères, des pluies,
des torrents, des débordements des fleuves, ainsi
que cela avait déjà été établi pour les États de
Sardaigne par M. Sacchero, dans son ouvrage
sur les intempéries, que M. Folchi cite plusieurs
fois.

Par suite des observations thermométriques et
hygrométriques faites par lui, depuis 1839 jusqu'en 1844 inclusivement, M. Folchi pose les conclusions suivantes :

1° Que les saisons uniformément fraîches et
uniformément chaudes sont celles qui amènent le
moins de fièvres intermittentes;

2° Que les saisons variables, nuageuses, plu-
vieuses, qui s'accompagnent de tempêtes et de
vents, sont celles qui amènent le plus de fièvres,
soit bénignes, soit pernicieuses, observation qui
avait déjà été faite par Hippocrate et par Celse;

3° Que pour que l'atmosphère devienne productive des fièvres pendant l'été, il n'est pas nécessaire que les pluies soient tombées dans le périmètre de la région envahie par les fièvres ; les vents peuvent suffire, conjointement à la sérénité ;

4° Que, dans ces derniers cas, les fièvres dominent, non seulement dans les lieux bas, mais encore sur les hauteurs, où on ne peut accuser la présence des miasmes ;

5° Que la variation de chaud et de froid, et la naissance des fièvres sont entièrement liées entre elles.

6° Que les vents consécutifs aux pluies, sur les montagnes, et qui annoncent des fièvres, sont ordinairement les vents du nord. M. Folchi, ensuite, examine minutieusement certaines localités, soit de la ville, soit des alentours, dans lesquelles on voit également des fièvres être produites par le seul froid humide de la nuit, surtout chez les hommes qui ne sont pas bien couverts ; tandis que les animaux à laine en sont préservés par leur couverture naturelle. On sait, en effet, que la laine est une substance isolante du fluide électrique, qui protège ces animaux contre les effets nuisibles des courants électriques, tandis que l'homme mal vêtu en reçoit toutes les influences.

Ainsi, les marais que l'on rencontre dans les diverses parties du globe sont composés de terre et autres matières de nature différente, d'eau douce ou salée, suivant les localités, et doivent être comparés à un appareil électrique dont l'air humide est le conducteur. La chaleur atmosphérique, d'un autre côté, en augmentant l'activité de ces appareils, détermine l'évaporation de l'eau et produit ainsi une autre source d'électricité. L'eau, réduite en vapeur pendant le jour, se condense pendant la nuit, et les variations de température que produit la rencontre des vents de températures différentes, constituent des sources d'électricité, qui se produisent dans l'atmosphère des marais plus particulièrement. Les matières organiques qu'on y rencontre ordinairement à l'état de décomposition, sans leur refuser la faculté d'activer quelquefois l'action de la pile marécageuse, ne jouent dans l'insalubrité des marais qu'un rôle secondaire, contrairement à l'opinion généralement reçue.

C'est incontestablement aux courants électriques que produisent toutes les sources d'électricité dont nous venons de parler, qu'il faut attribuer les causes des maladies nombreuses, principalement celles qui se développent dans l'atmosphère marécageuse des pays chauds. L'insalubrité plus grande des villes et des côtes maritimes, des marais salants et des rives où l'on rencontre l'eau de la mer mélangée avec l'eau douce, doit être attribuée aux courants électriques, dont les sources sont plus puissantes dans ces localités que dans celles où l'eau douce seule forme les marais.

L'action de l'électricité de la pile marécageuse sur notre organisme, cette autre pile animale, est également incontestable. Le corps de l'homme, comme nous l'avons dit, est éminemment conducteur du fluide électrique ; mais cette faculté est presque toujours modifiée, suivant qu'il est debout ou couché, suivant qu'il est nu ou habillé, et suivant la nature de ses habits, le genre d'habitation, et enfin suivant que l'homme est entouré de corps plus ou moins isolants, plus ou moins conducteurs, qui gênent ou facilitent le passage de l'électricité de la pile électrique terrestre à travers la pile animale.

Nous avons dit que l'air sec était isolant de l'électricité, et que l'air humide, au contraire, était très conducteur ; que les tissus de soie, de laine, les fourrures dont on se couvre souvent isolent, tandis que les tissus de fil, de coton sont conducteurs.

Le genre d'habitation n'est pas non plus indifférent pour se soustraire autant que possible aux influences nuisibles de l'électricité. Lorsque les courants électriques proviennent des nuages orageux plus ou moins élevés, il convient d'occuper les parties les plus basses de l'habitation. Au contraire, lorsqu'ils proviennent des piles marécageuses et des parties basses du sol, les étages élevés doivent être préférés, surtout pendant la nuit, lorsqu'on est couché,

Dans l'état ordinaire des choses, le globe terrestre lance dans l'atmosphère de l'électricité résineuse, dont la quantité peut être augmentée suivant plusieurs circonstances. La surface de la terre étant une grande et vaste pile voltaïque qui ne fonctionne que dans les parties où il y a de l'eau en permanence ou accidentellement, doit donner naissance à de grands courants électriques.

Notre opinion est fondée sur l'expérience et l'observation des faits, car nous avons vu au chapitre V, en traitant de l'action de l'électricité artificielle sur l'homme en santé, que cet agent physique, indépendamment de son action chimique sur les corps bruts, avait une très grande influence sur l'organisme, et que cette influence était surtout bien plus remarquable sur le système musculaire et nerveux, comme l'ont démontré les expériences de Galvani et de Volta, et celles plus récentes de MM. Magendie, Récamier, Matteucci, Audral et Ratier, Leroy d'Étioles, Andrieux et plusieurs autres auteurs qui ont varié les expériences soit sur l'homme en santé, soit sur l'homme malade. Nous avons également vu que le fluide électrique, produit par la machine ou par la pile voltaïque, était de même nature, mais que les effets produits par l'électricité de la machine électrique étaient plus brusques, et semblaient agir plus particulièrement sur les organes de la vie de relation; tandis que l'électricité de la pile agissait plus lentement, mais d'une manière plus permanente sur les organes sécréteurs et sur ceux de la vie organique.

Nous avons également reproduit au même chapitre la singulière analogie qui existe dans la nature des humeurs sécrétées par les organes de l'économie animale, avec les phénomènes de décomposition que le fluide galvanique opère dans les corps composés. Ces phénomènes électro-chimiques ont tant de rapport avec les phénomènes mystérieux de la nutrition, qu'on ne peut se refuser d'admettre qu'il existe une analogie frappante entre l'action et les effets de la pile galvanique, et les phénomènes vitaux qui président à l'accomplissement de la plupart des fonctions.

Toutes ces analogies et l'examen des effets produits sur l'organisme nous autorisent à conclure que les maladies, et principalement celles qui se développent dans l'atmosphère des marais, ne pouvant être produites par un miasme qui n'existe pas, ont pour cause l'action de grands courants électriques qui existent toujours dans cette atmosphère et dans laquelle leurs effets sont rendus plus puissants par l'humidité, la chaleur, le changement de température et l'évaporation.

L'électricité dans ses effets exagérés, après avoir frappé d'une manière anormale l'économie animale, est la cause d'un trouble général qui précède toujours la réaction locale ; c'est ce qui a fait dire à plusieurs auteurs anciens : qu'un agent impondérable, sans en indiquer la nature, jouait un grand rôle dans la production des maladies ; car Aétius et Paul d'Égine en particulier, pour définir les maladies, admettent l'action d'une émanation subtile : (*Subtilissimus vapor, vel spiritus vi et efficaciá potens.*

M. Dubois d'Amiens qui a discuté avec une grande logique les diverses hypothèses mises en avant par les anciens et les modernes pour définir la maladie, nous semble avoir résolu la question avec la plus grande lucidité. Aidé de la théorie de Reil, qui dit que toute maladie est une réaction accidentelle de l'organisme contre une cause de trouble, M. Dubois reconnaît *que dans toute maladie, la lésion primordiale est essentiellement vitale ; qu'il y a toujours dans le principe des maladies une lésion de l'innervation.* Le fait est incontestable, car, dans le principe des maladies il y a lésion de l'innervation, surtout au début des affections marécageuses et autres maladies épidémiques. C'est comme si l'on disait que le fluide électrique, qui est au système nerveux ce que la lumière est à l'œil, a modifié, troublé les rapports de l'agent physique avec l'organe à l'aide duquel s'opère la fonction de l'innervation.

Ainsi l'atmosphère des marais, qui frappe surtout notre organisme par les voies respiratoires qui en reçoivent toute l'influence quinze à vingt fois par minute, sur une surface qui représente, dit-on, trente-deux fois la surface du corps, porte son action nuisible sur les nerfs pneumo-gastriques, qui la transmettent au système cérébro-spinal, et par suite à l'organe central de la circulation, et le résultat de cette impression morbide constitue la maladie qui se révèle par une réaction générale dans laquelle on observe une lésion manifeste de l'innervation. Si cette lésion primordiale persévère, on voit souvent alors à la réaction générale succéder une réaction locale consécutive, qui s'exécute par les nerfs et les vaisseaux de la partie affectée.

L'explosion de la maladie, étant due à un grand courant électrique, peut être comparée à l'effet de la foudre lorsqu'elle tombe sur un navire dont tous les fers acquièrent un état électro-magnéti-

que qui fait dévier de sa direction constante vers
le pôle nord l'aiguille aimantée de la boussole.
L'organisme, qui, comme matière, est soumis à la
même loi, après avoir été frappé par un grand
courant électrique, peut devenir électro-magnétique, état pendant lequel les fonctions sont trou-
blées et l'harmonie qui liait l'homme en santé avec
les agents extérieurs est rompue.

La fièvre, d'après ce qui précède, doit être
considérée comme une affection essentielle produite par l'action du fluide électrique qui agit en
portant un trouble notable dans les centres nerveux, dont la réaction sur le cœur et les autres organes constitue la maladie. La fièvre, dit Broussais,
n'est en réalité qu'un phénomène symptomatique
ou le résultat d'une douleur transmise au cœur et
à tout l'appareil des capillaires sanguins par l'arbre
nerveux, dont quelques branches font partie
d'un organe souffrant. La doctrine de cet auteur
célèbre fut vivement combattue par des médecins non moins dignes de passer à la postérité et
soutenue par d'autres avec beaucoup de talent.

Selon le professeur du Val-de-Grâce, le siége
de la fièvre résiderait sur la surface muqueuse de
l'estomac et des intestins, et toutes les fièvres ne
seraient qu'une modification de la gastrite et de
la gastro-entérite. Cependant plusieurs partisans
de cette doctrine trop exclusive admirent que

l'irritation est la cause des fièvres, et que cette cause peut résider ailleurs que dans l'estomac et les intestins. Selon Georget et Dugès, la fièvre ne serait qu'une exaltation générale du système nerveux, et l'excitation du système circulatoire, regardé comme un élément essentiel de la fièvre, n'est qu'un effet de l'exaltation du système ganglionnaire.

M. le professeur Bouillaud pose en principe que toutes les fièvres essentielles se confondent avec les phlegmasies; il établit la proposition suivante comme l'expression généralisée des faits observés :

1° La fièvre consiste essentiellement en une irritation *idiopathique* ou *sympathique* du système sanguin : c'est une angiocardite plus ou moins intense;

2° La fièvre inflammatoire essentielle des nosologistes n'est autre chose qu'un degré de cette irritation;

3° Les phénomènes propres de la fièvre bilieuse ou méningo-gastrique, de la fièvre adénoméningée, de la fièvre entéro-mésentérique, proviennent d'une inflammation du canal digestif; la forme typhoïde, adynamique ou putride, coïncide spécialement avec l'inflammation de la portion inférieure de l'intestin grêle, laquelle inflammation prédomine dans les glandes de Peyer;

4° Les phénomènes généraux de putridité ou

d'adynamie résultent de l'action des matières putrides sur le sang, et, par suite, sur tout le système de l'organisme.

Broussais avait raison dans ce sens que les phénomènes morbides étaient le résultat d'une lésion locale ; mais, au lieu de partir constamment de la muqueuse gastro-intestinale , ils avaient leur siége dans le centre même de l'arbre nerveux, comme l'ont dit avec raison MM. Georget et Dugès ; la vitalité de ce centre, en effet, est dans les fièvres intermittentes surtout, modifiée , excitée, si l'on veut , par l'influence du fluide électrique. Plus tard, par la répétition et la permanence de la maladie, l'entérite ou la gastro-entérite , ainsi que d'autres affections du bas-ventre, peuvent se manifester consécutivement ou concurremment ; mais alors ce sont des effets, et non la cause de la maladie.

Nous pourrions en dire autant au sujet de la rate, dont le volume est presque toujours augmenté chez les individus qui ont été atteints de fièvres paludéennes. Malgré l'opinion imposante de M. Audouard et de M. le professeur Piorry, nous ne pouvons admettre que cet organe soit le siége de la fièvre intermittente, comme le pensent ces auteurs. L'engorgement de la rate, comme celui de tous les autres viscères abdominaux , est l'effet et non la cause de la maladie.

D'après tout ce qui précède, c'est à l'électricité atmosphérique ou terrestre qu'il faut attribuer la cause d'un grand nombre de maladies. C'est en portant d'abord son action morbide sur les nerfs de la périphérie de l'organisme, qui la transmettent directement à l'arbre nerveux et de là à tous les tissus de la vie organique et de la vie animale. Parvenue par le moyen des nerfs dans les organes, l'impression électrique produit des maladies dont la cause est restée inaperçue et dont les symptômes annoncent primitivement une lésion plus ou moins notable de l'innervation et consécutivement le trouble de la circulation, de la nutrition, des sécrétions et des excrétions.

Convaincu, d'après tout ce que nous avons dit, que les grands courants électriques étaient la cause d'un grand nombre de maladies, nous devions chercher un moyen qui avait pour objet de diminuer, sinon de détruire, l'effet nuisible de cet agent physique sur notre organisme. Nous sommes heureusement parvenus à ce résultat par l'usage des lits isolants à l'aide desquels on peut rompre à volonté la communication qui existe continuellement entre l'homme et la terre, et soustraire ainsi l'organisme à l'action des courants électriques tout en le plaçant dans un autre milieu. Nous possédons déjà des faits nombreux prouvant en faveur de l'efficacité de ce moyen dans le traitement des maladies qui naissent plus particulièrement sous l'influence de l'électricité, comme nous le verrons dans l'histoire des observations qui feront le sujet du chapitre suivant.

CHAPITRE IX.

OBSERVATIONS SUR L'EFFET DE L'ISOLEMENT ÉLECTRIQUE
CONSIDÉRÉ COMME MOYEN CURATIF ET PRÉSERVATIF
DE PLUSIEURS MALADIES.

Au mois d'août de l'année dernière, nous fîmes confectionner deux lits isolants de la manière la plus simple ; et après les avoir employés au but que nous nous proposions, nous adressâmes au conseil de santé des armées la lettre suivante pour l'informer du résultat de nos premiers essais.

Oran, le 25 août 1846.

« Messieurs les inspecteurs,

» Permettez-moi de vous faire connaître les ré
» sultats de quelques essais que je viens de faire à
» l'hôpital militaire d'Oran, pour étudier l'in
» fluence de l'électricité générale sur le corps de
» l'homme dans l'état de santé et dans l'état de
» maladie.

» J'étais persuadé que les grands courants élec-
» triques qui existent, soit dans l'atmosphère, soit
» au centre ou à la surface de la terre, jouaient le
» principal rôle dans la production des maladies
» en général et dans celles des pays chauds sur-
» tout; et qu'en modifiant l'activité de ces cou-
» rants, dont l'homme est constamment pénétré,
» on arriverait sinon à détruire, du moins à atté-
» nuer l'action des causes des maladies endémo-
» épidémiques de l'Algérie.

» La théorie des phénomènes électriques me
» conduisait à cette conclusion rigoureuse, mais
» il me manquait une démonstration que je ne
» pouvais obtenir que par l'expérience.

» A cet effet, j'ai fait construire deux lits dont
» les pieds sont en verre, de manière à les isoler
» autant que possible du sol dont ils sont élevés de
» 3o centimètres environ. A défaut de cylindres
» en verre, comme on aurait pu s'en procurer à
» Paris, nous les avons remplacés par des bou-
» teilles en verre ordinaire sur lesquelles on a placé
» des couchettes aussi solidement que possible.
» Après les avoir fait monter dans une chambre
» séparée, ces lits ont été garnis de fournitures
» semblables en tout à celles des autres lits de l'hô-
» pital. A l'un des montants de chacun de ces lits,
» on avait fixé une chaînette à l'extrémité libre
» de laquelle était adapté un manche en verre,

» afin d'isoler à volonté ou de mettre en commu-
» nication le lit avec le réservoir commun.

» Les choses étant ainsi disposées, j'ai désigné
» dans les salles de mon service deux des malades
» les plus gravement atteints de dyssenterie, et je
» les ai fait placer dans les deux lits isolés. Cette
» mutation eut lieu le 20 août à midi, et déjà à
» trois heures de l'après-midi on remarqua une
» amélioration notable chez les deux malades. L'un
» d'eux particulièrement, qui avait eu cinq selles
» sanguinolentes avec coliques violentes jusqu'à
» l'heure de midi, n'avait rendu aucune évacuation
» à huit heures du soir; et depuis le moment que
» le malade fut isolé, le mieux se soutint à tel point
» qu'il était en convalescence le 25 du même mois.

» L'autre malade était aussi beaucoup mieux,
» mais la maladie intestinale avait fait dans l'ori-
» gine plus de ravages, elle offrait par conséquent
» plus de difficultés à la résolution.

» Je ne veux rien conclure sur deux faits isolés,
» mais je compte poursuivre et varier mes expé-
» riences, et j'aurai l'honneur de vous en faire
» connaître les résultats, si la suite des expérien-
» ces répond à nos espérances. Je rédigerai un
» mémoire que j'aurai l'honneur d'adresser au
» conseil de santé.

» J'ai l'honneur d'être, etc. »

Le 8 septembre, dans une lettre que j'adressai à M. le président de l'Académie royale de médecine, je reproduisais ces mêmes faits, avec le résultat de nouvelles observations que le temps m'avait permis de faire.

Ce qui me parut le plus remarquable dans le cours de ces deux premières observations, c'est le ralentissement du pouls qui s'est manifesté chez les deux malades dès les premiers instants de l'isolement, ralentissement qui s'est soutenu jusqu'à la fin de la maladie, au point que la convalescence étant confirmée chez les deux malades, les battements du pouls étaient au-dessous du type normal; car, chez l'un, on ne comptait que 56 pulsations à la minute, et chez celui qui avait été moins malade 48 pulsations seulement. Cet état du pouls s'est même soutenu chez les deux sujets de l'observation pendant plusieurs jours après avoir quitté les lits isolants pour être placés dans des lits ordinaires.

Deux autres malades, dont l'un atteint de choléra sporadique très intense, et l'autre de fièvre intermittente quotidienne, furent guéris en trois jours par le seul fait de l'isolement.

Je continue mes expériences sur les différentes formes de flux abdominaux, et les fièvres d'accès que je consignerai dans un mémoire que j'aurai l'honneur d'adresser à l'Académie.

Ce n'est qu'avec réserve que l'on doit tirer des conclusions de ces premiers faits; cependant je crois pouvoir avancer dès ce moment que l'isolement, en Afrique surtout, semble avoir une action spéciale sur le système nerveux et sur les organes de la circulation sanguine dont il ralentit les mouvements, et que, par suite, il doit exercer une très grande influence comme moyen curatif et préservatif des maladies qui ont pour cause les grandes perturbations électriques.

Telle est en substance la première communication que j'adressai à l'Académie royale de médecine, le 8 septembre 1846, sur l'influence de l'isolement dans le traitement des maladies de l'Algérie et de la province d'Oran en particulier.

Quoi qu'il en soit, ces premiers résultats nous indiquaient que nous étions sur la bonne voie; mais avant de conclure il nous fallait multiplier nos expériences sur une plus grande échelle. Les deux premiers lits isolants, que nous devions à l'obligeance de M. Ader, officier comptable de l'hôpital militaire d'Oran, étaient insuffisants pour exécuter notre projet. La haute administration militaire, qui avait été témoin de nos premiers succès, voulut bien nous aider de son bienveillant concours en ordonnant, sur notre demande, qu'il fût confectionné immédiatement douze lits d'après le système que nous avions indiqué, comme on peut le voir en lisant la lettre de M. l'intendant militaire de la division d'Oran, que je me plais à transcrire ici.

Oran le 4 septembre 1846.

A Monsieur Delaroche, sous intendant militaire.

« Mon cher camarade,

» D'après la demande que vous m'en faites par » votre lettre du 3 du courant, n° 208, et suivant » le désir exprimé par M. le docteur Pallas, mé- » decin principal, en chef de l'hôpital militaire » d'Oran, dans la lettre du même jour que vous » m'avez transmise, j'ai l'honneur de vous faire » connaître que j'autorise la construction de douze » lits en bois avec pieds en verre, nécessaires à » cet officier de santé en chef, pour le mettre à » même de continuer sur une plus grande échelle » les expériences qu'il a déjà faites avec succès » dans l'intérêt de l'humanité et de la science, » pour modifier l'influence de l'électricité en gé- » néral, sur nos militaires malades en Algérie.

» Recevez, etc. »

Pour M. de Guiroye, intendant militaire de la division d'Oran aux élections,

Signé CADOT.

Première observation.

Le nommé G...... (Théodore-Narcisse), soldat
au 2ᵉ régiment des hussards, entra à l'hôpital
militaire d'Oran, par évacuation de Djemma el
Gasaouet, Nemour, le 1ᵉʳ août 1846, pour une
dyssenterie chronique, dont il était atteint pour la
deuxième fois depuis quinze jours.

Symptômes. Amaigrissement considérable, coliques vives, déjections sanguinolentes très nombreuses, trente ou trente-cinq par jour avec
ténesme; face jaunâtre, cadavéreuse, soif vive,
langue pâteuse; pouls petit, fréquent, 90 pulsations par minute. Diète, eau de riz gommée, quatre ventouses scarifiées sur l'abdomen, friction
d'huile camphrée et un cataplasme émollient
après l'application des ventouses; demi lavement
d'eau fraîche. Le lendemain le malade était beaucoup mieux; le nombre des selles avait considérablement diminué, et ce mieux se soutint pendant quelques jours; mais vers le 18 du mois la
maladie se déclara de nouveau avec violence;
faiblesse et maigreur extrême, déjections sanguinolentes fréquentes avec ténesme; trente-cinq à
quarante par jour, pouls petit, faible, 95 pulsations; le malade fut placé sur un lit isolant
confectionné comme nous l'avons indiqué. Eau
de riz gommée, frictions huileuses camphrées et
un cataplasme sur l'abdomen.

L'effet de ces moyens fut prompt et pour ainsi dire immédiat; car le lendemain le malade était beaucoup mieux, il n'avait rendu dans les vingt-quatre heures qui suivirent l'isolement que trois selles non sanguinolentes, et le pouls, trois jours après, était progressivement descendu à 56 pulsations par minute. Le troisième jour, le malade demandant à manger, on lui accorda un riz au lait qui fut bien digéré, la convalescence est assurée le quatrième jour; le cinquième jour, G... fut placé dans un lit ordinaire, et après avoir augmenté insensiblement la quantité d'aliments, il sortit bien guéri le 8 septembre suivant, c'est-à-dire trente-huit jours après son entrée à l'hôpital.

Deuxième observation.

Le nommé R..... (Louis), premier cavalier au quatrième escadron du train des équipages militaires, première compagnie, entra à l'hôpital militaire d'Oran par billet, le 17 août 1846, pour y être traité d'une dysenterie dont il était atteint pour la deuxième fois depuis un mois.

Symptômes. Soif ardente, vives douleurs dans le trajet du colon transverse et du colon descendant, selles fréquentes avec ténesmes formées de sang presque pur, au nombre de quarante à cinquante dans les vingt-quatre heures, amaigrissement considérable; le pouls était petit, faible,

85 pulsations à la minute. Placé sur un lit isolant, il y eut un mieux très sensible le lendemain, le nombre de selles fut considérablement réduit, le sang y était beaucoup moins abondant, les douleurs abdominales avaient disparu. Le pouls était réduit à 65. Trois jours après, les phénomènes morbides avaient encore diminué d'intensité, et le 25 août, le malade, dont le pouls était réduit à 48 pulsations, était en convalescence. Comme dans les cas précédents, pendant tout le temps que dura l'isolement, le malade fut mis à la diète, à l'usage de l'eau gommée, quelques lavements d'eau froide, et on lui appliqua deux fois par jour des cataplasmes émollients sur l'abdomen précédés de frictions faites avec de l'huile camphrée.

Placé le 26 dans un lit ordinaire, le mieux se soutint, on augmenta la quantité d'aliments progressivement. R...., quoique faible encore, demanda à sortir de l'hôpital, ce qui lui fut refusé d'abord; mais plusieurs jours plus tard il renouvela avec instance la même demande, et il sortit le 21 septembre suivant.

Ce que nous redoutions arriva. Ce militaire éprouva une nouvelle rechute qui l'obligea à rentrer de nouveau, le 25 du même mois, atteint de dyssenterie; l'état d'émaciation occasionné par une altération profonde des gros intestins met ce malade dans un danger imminent; en effet, il s'éteignit dans le lit isolant le 30 septembre.

L'autopsie a révélé, comme on l'observe dans tous les cas où la maladie est passée à l'état chronique, des ulcérations nombreuses de la membrane muqueuse du gros intestin.

Troisième observation.

Le nommé Molard, ancien infirmier-major, appartenant aujourd'hui à la classe des colons civils, entra à l'hôpital d'Oran, le 17 août 1846, pour une dyssenterie passée à l'état chronique, dont il était atteint depuis un mois. L'état de dépérissement dans lequel se trouvait ce malade donnait très peu d'espoir de guérison, mais nous désirions connaître l'effet de l'isolement même dans les cas désespérés, et Molard fut placé sur un lit isolant peu de jours après son entrée à l'hôpital.

Symptômes. — Marasme le plus complet, déjections alvines sanguinolentes, dont le nombre n'était pas moinde de 50 à 60 dans les vingt-quatre heures. Les matières rendues ont une couleur rougeâtre, semblable à de la lavure de chair, exhalant une odeur infecte; elles sont parfois accompagnées de productions pseudo-membraneuses, dont quelques unes offrent une longueur de 20 à 30 centimètres; soif vive; douleur abdominale, et principalement vers là fosse iliaque gauche ; chaleur âcre et mordicante de la peau , dont la couleur est jaunâtre. Le pouls est petit, fréquent, 105 pulsations à la minute. Enfin , l'état de ce malade , en proie à une maladie qui se montrait à Oran avec les caractères épidémiques, semblait annoncer une mort prochaine et immédiate. Mais l'isolement produisit un changement favorable tellement prompt que tout le monde en fut étonné. En effet , depuis l'instant que l'on interrompit la communication avec le sol , un mieux-être immédiat et progressif se manifesta, les selles changèrent de nature ; leur nombre fut réduit considérablement , elles étaient séro-muqueuses ; quarante-huit heures après on n'y remarquait plus de sang, et le quatrième jour le pouls ne battait plus que 70 fois par minute ; un léger sentiment de faim avait succédé à une inappétence complète. Trois selles séreuses dans les vingt-quatre heures. Le malade , se sentant beaucoup mieux, nous demandait à manger ; on lui prescrivit comme à l'ordinaire de l'eau de riz gommée , des frictions avec l'huile camphrée et un cataplasme sur l'abdomen , un demi-lavement d'eau froide, et de plus une crème de riz. Ce n'est que dans quelques cas rares qu'on lui prescrivait une pilule de 5 centigrammes d'extrait aqueux d'opium.

Vers les derniers jours du mois d'août, le malade se disait guéri ; il était effectivement beaucoup mieux, aussi bien même qu'on pouvait l'espérer d'un homme qui avait été aussi gravement atteint, et chez lequel nous diagnostiquions des ulcérations et un état hypertrophique de la partie inférieure du gros intestin.

M... nous demanda à passer dans un autre lit, pour ne pas avoir l'attention fatigante pour lui, mais indispensable, de maintenir l'isolement complet. Cette demande lui fut accordée, et petit à petit on lui prescrivit des aliments qui furent augmentés jusqu'à la demi-portion.

Bien que nous eussions peu de confiance dans le rétablissement définitif de notre malade, il mangea néanmoins pendant huit à dix jours les aliments qui lui avaient été prescrits, et se plaignait même de ne pas en avoir assez. Tout à coup M... fut pris d'une nouvelle rechute, il nous demanda à être replacé dans le lit isolant, dont il avait, disait-il, obtenu un si grand bien. Il y fut replacé le 11 septembre, mais la persistance de la lésion des intestins avait entièrement compromis la constitution de ce sujet dont la guérison nous parut impossible; aussi, malgré l'isolement et tous les soins dont ce malade fut l'objet, la maladie ne put être jugulée; il y eut cependant un mieux sensible pendant trois jours, mais les désordres organiques étaient trop profonds pour espérer la guérison. M... s'éteignit insensiblement, et mourut le 25 septembre dans un épuisement total.

Cette observation, ainsi que les deux précédentes, prouve d'une manière incontestable en faveur de l'isolement. Bien que la maladie de R.. et de M... ait eu une terminaison funeste, nous restons convaincu que ces deux malades ont vécu plusieurs jours de plus que s'ils eussent été couchés dans des lits ordinaires. La mort, en effet, semble arriver plus lentement chez les hommes couchés dans des lits dont la communication électrique avec le sol a été interrompue.

Les autres malades, au contraire, couchés dans des lits ordinaires, lorsqu'ils sont atteints de la maladie au même degré, meurent plus promptement, et surtout lorsque des changements atmosphériques se manifestent brusquement; principalement pendant les temps d'orage; alors les effets sur l'organisme épuisé par la dyssenterie chronique s'opèrent brusquement, les malades périssent subitement, à tel point que le changement dans la constitution atmosphérique du jour et de la nuit est annoncé plusieurs heures à l'avance par l'aggravation dans l'état de nos malades.

Dans les grands établissements hospitaliers, cette influence se révèle par la plus grande mortalité que l'on observe alors, et qui est presque toujours le résultat d'une plus grande tension

électrique dont les effets sont annulés ou maî-
trisés par l'isolement. C'est ainsi que l'homme isolé
meurt plus lentement, sans secousses, et vit plus
longtemps, tandis que celui qui ne l'est pas cesse
de vivre brusquement par l'action directe et continuelle du courant électrique.

Quatrième observation.

Le nommé Aurelle (Antoine), de la classe civile,
entra à l'hôpital d'Oran, le 28 août 1846, pour
une fièvre quotidienne, dont il était atteint pour
la deuxième fois depuis quatre jours. Dès son ar-
rivée à l'hôpital il fut placé sur un lit isolant, la
fièvre le prenait tous les jours à dix heures du matin. Ce malade fut mis à la diète et à l'usage de la
limonade citrique, il n'eut plus de fièvre, et il
sortit de l'hôpital, parfaitement guéri, le 3 septembre, après avoir couché quarante-huit heures
dans un lit ordinaire, c'est-à-dire pendant les deux
jours qui précédèrent sa sortie.

Cinquième observation.

Le nommé M... (François), soldat au 5e régiment d'infanterie de ligne, entra à l'hôpital militaire d'Oran, le 29 août 1846, pour une dyssenterie cholériforme grave dont il était atteint depuis vingt-quatre heures; indépendamment de

déjections très nombreuses de sang presque pur, la maladie offrait tous les caractères du choléra sporadique bien prononcé, moins la cyanose. Il fut placé immédiatement sur un lit isolant, on lui prescrivit la diète absolue, l'eau de riz gommée pour toute autre médication.

Dans l'intervalle de trois jours, tous les symptômes graves avaient disparu, et le 2 septembre M... était tout à fait en convalescence; il fut placé dans un lit ordinaire. La convalescence fut longue, et le rétablissement ne fut complet que le 25 du mois de septembre, jour de sortie de ce militaire de l'hôpital.

Peu de jours après sa sortie de l'hôpital, ce militaire fut obligé d'y rentrer, atteint de nouveau de dyssenterie non compliquée de phénomènes cholériques, comme la première fois. Replacé, le 29 septembre, sur un lit isolant, on lui prescrivit de l'eau de riz pour boisson, des cataplasmes émollients sur l'abdomen et quelques demi-lavements d'eau fraîche; le malade se rétablit complétement et sortit bien guéri le 24 octobre suivant.

Sixième observation.

Le nommé P... (Jean-Baptiste-Joseph), soldat au 41ᵉ régiment de ligne, entré à l'hôpital militaire d'Oran, le 27 septembre 1846, pour une diarrhée cholériforme, avec un sentiment de con-

striction dans la poitrine, qui rendait la respiration pénible, ce qui faisait dire au malade qu'il
allait suffoquer. Diète, eau de riz gommée, cataplasmes aux pieds et sur l'abdomen.

Le 3, au matin, il fut placé dans un lit isolant,
il était dans l'état suivant : abattement extrême,
coliques vives, douleurs aux jambes, vomissements fréquents de matières glaireuses ou bi-
lieuses ; déjections alvines nombreuses et séreuses ; pouls déprimé, petit et fréquent, 102 pulsations à la minute.

Le 4, à la visite du matin, il y a eu un changement en mieux, extrêmement remarquable, le
malade n'a eu que deux selles pendant la nuit,
l'oppression qui l'inquiétait beaucoup n'existe
pour ainsi dire plus ; le pouls est presque descendu
à l'état normal, 75. Deux jours après, P... était
en pleine convalescence.

Le troisième jour, le malade étant encore dans
le lit isolant, fut pris d'un accès de fièvre avec
frisson, chaleur et sueurs ; cet accès se reproduisit
chaque jour à la même heure, avec la même intensité. Le malade alors fut placé dans un lit ordinaire, et le lendemain il eut son accès à la
même heure, comme les jours précédents ; la mutation de lit n'ayant rien changé à la force ni à la
durée des accès, nous eûmes recours au sulfate
de quinine qui produisit l'effet attendu. La consti-

tution de ce militaire ayant beaucoup souffert, et ne devant se rétablir qu'à l'aide du temps et surtout d'un changement de climat, il fut évacué sur France, le 23 septembre 1846, en parfaite convalescence.

Septième observation.

M. de C..... (Henri-Augustin), capitaine au 2ᵉ chasseur de France, entra à l'hôpital militaire d'Oran le 6 août 1846, pour y être traité d'une fièvre intermittente quotidienne dont il fut atteint quelque temps auparavant au camp du Sig; cette fièvre était le plus souvent accompagnée, pendant les accès, d'une douleur vague qui se portait tantôt vers l'épigastre et tantôt à la région splénique. Cette maladie céda d'abord à un léger laxatif, mais elle se reproduisit à deux reprises différentes pendant le séjour du malade à l'hôpital, et chaque fois elle disparaissait par le même moyen sans avoir eu besoin de recourir au sulfate de quinine ni à aucune autre préparation de quinquina.

La dernière rechute eut lieu vers la fin du mois d'août, et les accès se reproduisaient tous les jours vers neuf heures et demie du matin; nous plaçâmes le malade sur un lit isolant le 4 septembre, ayant d'ailleurs pour toute médication de la limonade gommeuse. Chaque jour les accès se présentérent avec moins d'intensité, à tel point que le 7 septembre M. de C..... n'avait plus de fièvre, et ce succès devait être exclusivement attribué à l'influence de l'isolement.

Les diverses rechutes de fièvres dont cet officier avait éprouvé les atteintes avaient sensiblement altéré sa constitution, et nous pensâmes qu'un changement de climat devenait indispensable pour le rétablissement complet de sa santé ; il fut en conséquence évacué sur France le 8 septembre.

L'état de cet officier avait été très satisfaisant pendant la traversée ; mais, arrivé à Port-Vendres, il fut pris d'un violent accès de fièvre qui se dissipa encore sans avoir eu recours au sulfate de quinine, pour lequel M. de C... avait une véritable antipathie. Enfin quatre mois après, il est rentré en Afrique parfaitement rétabli.

Huitième observation.

Le nommé C... (Désiré-Raphaël), gendarme à cheval de la 4ᵉ compagnie de la légion de gendarmerie d'Afrique, entra à l'hôpital militaire d'Oran le 24 octobre 1846, pour une fièvre intermittente, quotidienne, rebelle, compliquée d'un lumbago très opiniâtre qui durait depuis plusieurs mois.

Prescription. — Diète, limonade citrique, sulfate de soude 3o gram. Cette médication suffit pour se rendre maître de la fièvre intermittente, mais la douleur lombaire résista opiniâtrément aux cataplasmes, aux bains généraux, au sudorifiques, à l'application des ventouses scarifiées et aux révulsifs locaux et généraux; rien ne put amener la guérison de cette affection qui forçait le malade de rester constamment couché dans son lit immobile, car le moindre mouvement exaspérait les douleurs qui devenaient intolérables. Un mois s'était écoulé sans n'avoir obtenu qu'un soulagement momentané de courte durée, lorsque le malade fut placé dans un lit isolant le 15 novembre. Chose extraordinaire! c'est que le lendemain C... se trouvait beaucoup mieux; il avait dormi plusieurs heures pendant la nuit, ce qui ne lui était pas arrivé depuis longtemps, car la douleur augmentait considérablement vers le soir et troublait le sommeil du malade. Cette amélioration continua à se manifester chaque jour, et la guérison fut complète le 29 décembre, époque où C... sortit de l'hôpital.

La constitution du malade avait été altérée par les douleurs et la longueur de la maladie et du traitement; il ne pouvait, sans inconvénient pour sa santé, reprendre les fatigues de son service; il fut évacué sur France dans l'espérance fondée que le changement de climat contribuerait à lui rendre la force et la santé habituelles.

Cette observation est remarquable par la promptitude avec laquelle l'isolement a opéré un changement dans l'état du malade : c'est, en effet, à dater de cet instant que les douleurs ont cessé pour ne plus revenir, et que C... a pu retrouver le sommeil et être débarrassé d'une maladie qui avait résisté à tous les autres moyens, et dont il souffrait depuis plusieurs mois. Nous avons acquis la conviction que toutes les affections de ce genre, dont l'étiologie est inconnue, et que l'on désigne sous le nom de névralgie, ont pour cause les courants électriques que l'isolement seul peut maîtriser. Nous verrons plus tard plusieurs autres exemples de guérison opérée par le même moyen.

Neuvième observation.

Le nommé K..., (Gabriel), fusilier au 1ʳ régiment de la légion étrangère, âgé de vingt-six ans, homme fort robuste, bien constitué, naquit en Hollande, à Amsterdam. Entré à l'hôpital militaire d'Oran le 3 décembre 1846 atteint d'épilepsie dont les atteintes se reproduisaient tous les trois jours à heure fixe.

L'invasion de la maladie de ce militaire date d'un an environ. Dès l'origine, les accès se montrèrent d'une manière assez régulière et avec une violence extrême tous les vingt-cinq jours d'abord, tous les quinze jours ensuite, et enfin depuis quatre mois ils se reproduisent tous les trois jours à la même heure; c'est du moins ce que nous avons observé depuis qu'il est entré à l'hôpital.

K... fait observer que lorsqu'il se fâche, qu'il se dispute ou qu'il se met en colère, les accès se rapprochent à tel point que, sous l'influence de ces causes morales, il éprouve l'attaque tous les jours, tous les deux jours; il lui est arrivé même d'en éprouver deux dans la même journée. Mais lorsque le malade observe un régime convenable, qu'il se soustrait aux causes physiques et morales susceptibles de l'agiter outre mesure, les attaques sont plus rares, et il ne les éprouve que tous les trois jours à heure précise, six heures et un quart du matin. Il était dans cet état lorsqu'il entra à l'hôpital; il fut placé d'abord dans un lit ordinaire et y resta jusqu'au 19 décembre.

Le 20 du même mois, la veille du jour où il attendait l'accès, R... fut placé dans un lit isolant; le lendemain l'accès n'eut pas lieu à l'heure à laquelle il se manifestait depuis plusieurs mois; ce ne fut qu'à onze heures du matin, c'est-à-dire cinq heures après l'heure habituelle, que le malade eut son attaque, au moment où il se mit en communication avec le sol pour aller aux latrines. Replacé dans le lit isolant, avec recommandation de ne plus le quitter, l'accès ne se montra que cinq jours après, et encore ne se montra-t-il qu'après que le malade eut quitté son lit, et qu'il eut placé les pieds sur le sol pour se promener, disait-il, parce qu'il s'ennuyait de rester constamment dans son lit. Il comprit lui-même l'importance de rester isolé, et il resta dans son lit durant cinq jours, pendant lesquels il ne ressentit aucune atteinte; mais le lendemain, le temps étant humide et pluvieux, il eut une attaque, à laquelle nous nous attendions d'ailleurs, en raison de l'état hygrométrique de l'atmosphère, et la difficulté que nous éprouvions, dans un pays dénué de grandes ressources pour rendre l'isolement le plus complet que possible. Le malade perdit un instant la confiance qu'il avait eue dans ce moyen, et malgré notre prescription, il poussa son lit contre la muraille pour ne pas tomber, ce qui lui arrivait presque chaque fois qu'il avait une attaque. Nous le laissâmes faire, bien persuadé que nous étions que le contact du lit avec le mur avait complétement rompu l'isolement.

Depuis cet instant, la maladie a repris son cours ordinaire, et R... a son attaque tous les trois jours entre six heures et six heures et demie du matin. Nous devons faire observer, cependant, que depuis que les jours sont plus longs, les attaques se sont montrées à six heures, puis à cinq heures et demie, et même une fois à cinq heures, en se rapprochant ainsi constamment de l'instant du lever du soleil. Ceci viendrait encore corroborer l'opinion du grand Hippocrate, qui prétendait que les astres jouaient un très grand rôle dans la production des maladies.

Quelques jours plus tard, l'accès épileptique arrivant toujours à l'heure accoutumée, nous fîmes écarter le lit sur lequel le malade était placé d'un mètre environ du mur contre lequel il était appuyé ; un matelas fut placé de chaque côté, afin de prévenir les effets d'une chute possible ; les choses ainsi disposées, nous attendîmes le jour et l'heure du retour présumé de l'attaque. Le jour prévu, l'épileptique eut son attaque, mais l'heure en fut encore une fois changée. Trois jours après, l'attaque n'eut pas encore lieu à l'heure accoutumée ; le malade était dans l'enchantement. Mais le sixième jour, le temps étant humide et brumeux, l'attaque eut lieu à l'heure accoutumée, mais elle était beaucoup moindre en force et en durée. Depuis lors les attaques se sont reproduites périodiquement aux époques fixes, quoique l'isolement ait été continué. Nous ne pourrions pas affirmer cependant qu'il ait été aussi complet que possible, car le malade, moins confiant que le médecin dans ce moyen, a bien pu négliger d'observer les conditions indispensables pour que l'isolement fût complet.

Quoi qu'il en soit, cette névrose a été très favorablement modifiée par l'influence immédiate de l'isolement, à tel point que les attaques sont aujourd'hui bien moins fortes et moins longues. Il a suffi que le malade fût isolé pour que l'épilepsie ne se reproduisît plus. Dans l'origine, on voyait qu'aussitôt que le malade mettait le pied sur le sol, les attaques se montraient immédiatement après, comme nous l'avons vu dans plusieurs circonstances. Bien que le malade ne soit pas guéri, nous n'en restons pas moins convaincu que l'isolement a eu une influence manifeste sur cette terrible maladie, qui, si elle eût été moins ancienne, aurait peut-être fini par céder complétement à l'action de l'isolement ; car il ne faut pas admettre en principe qu'un moyen, pour être efficace, doive toujours guérir. L'isolement, comme beaucoup de médicaments héroïques, doit aussi avoir ses revers ; il n'en restera pas moins digne d'appeler l'attention sérieuse des praticiens.

Dixième observation.

M. Cocagnac, marchand tailleur à Oran, était malade, depuis quatre mois, d'une affection névropathique qui avait plus particulièrement son siége dans les organes abdominaux; il éprouvait de l'inappétence, des coliques vagues qui disparaissaient pour se reproduire de nouveau à des intervalles assez rapprochés. A ces douleurs névralgiques succédaient des palpitations, de la céphalalgie, parfois insupportables; ce qui le fatiguait surtout, c'était une insomnie continuelle : chaque fois qu'il s'efforçait à faire quelques mouvements pour vaquer à ses affaires, il éprouvait une agitation générale, qui retentissait souvent vers les organes pectoraux en déterminant un sentiment de suffocation.

Les purgatifs, les bains généraux, un régime dont les viandes et le vin de Bordeaux formaient la base, avaient été prescrits. Se trouvant, plusieurs mois après avoir employé ce traitement, dans une situation plus pénible encore, M. C... vint nous consulter, et, après avoir reconnu l'existence d'une névralgie viscérale, qui était caractérisée en ce moment par la difficulté qu'il éprouvait de digérer le peu d'aliments qu'il prenait, par des douleurs vagues qu'il ressentait dans le tube digestif, par des palpitations souvent répétées, et surtout par une insomnie opiniâtre, nous conseillâmes à M. C... l'usage de l'isolement électrique et nous lui donnâmes la manière de confectionner un lit isolant.

Peu de jours après avoir couché dans ce lit,

car il ne faisait qu'y coucher la nuit, M. C...
éprouva une telle amélioration qu'il en fut étonné.
Je ne sais pas, dit-il, *si c'est l'idée*, mais je me
sens beaucoup mieux dans ce lit que dans l'autre,
car depuis que j'y couche je dors très bien, et
d'un sommeil calme et tranquille. L'appétit est
revenu, ce que je mange je le digère très bien,
et je me sens tout à fait rétabli. En effet, après
vingt-quatre jours d'isolement, M. C... était
guéri, et avait repris sa santé habituelle et ses
nombreuses occupations.

Onzième observation.

Le nommé D.... (Amédée), soldat au 2ᵉ régiment de chasseurs d'Afrique, entra à l'hôpital militaire d'Oran, le 22 décembre 1846, pour une fièvre
quotidienne; il fut placé dans un lit isolant le
jour de son entrée; depuis ce moment il n'eut
plus d'accès, et il sortit de l'hôpital, parfaitement guéri, le 7 janvier 1847.

Douzième observation.

Le nommé P.... (Pierre), soldat au train des
équipages militaires, entra à l'hôpital militaire
d'Oran, le 30 décembre, pour une fièvre tierce
avec céphalalgie violente, dont il fut guéri par l'i-
solement seul, et sortit de l'hôpital le 11 janvier.

Treizième observation.

Le nommé B... (Jean), soldat au 9ᵉ chasseurs d'Orléans, entra à l'hôpital militaire d'Oran, le 14 octobre 1846, pour une diarrhée dont il avait eu plusieurs récidives. Il fut placé dans un lit isolant et mis à l'usage de l'eau de riz gommée, cataplasmes sur l'abdomen, frictions d'huile camphrée.

Malgré l'état d'émaciation de ce malade, qui avait beaucoup souffert, son rétablissement fut complet, et il sortit bien guéri le 29 janvier 1847.

Quatorzième observation.

Le nommé P... (Jean-Célestin), soldat au 2ᵉ régiment de Spahis, âgé de vingt-cinq ans, entra à l'hôpital militaire d'Oran, le 8 février 1847, pour un rhumatisme articulaire très violent situé au genou droit. La douleur était excessive; il y avait gonflement de la partie malade et réaction fébrile très forte ; soif ardente ; bouche amère, pâteuse; pouls, 95 pulsations. Diète, tisane sudorifique, sulfate de soude stibié 30 gram., cataplasme sur la partie malade. Placé sur un lit isolant le jour même de son entrée, l'amélioration fut tellement prompte, que deux jours après tous les accidents inflammatoires avaient complètement cessé, et le malade demandait à manger avec insistance.

Le 21, P... voulut quitter son lit, malgré notre recommandation de n'en rien faire. Dès qu'il se fut mis en communication avec le sol, il éprouva une faiblesse de courte durée. Cet incident recevra plus tard son interprétation ; nous nous contentons pour le moment de le noter. Ce militaire sortit parfaitement guéri le 3 avril suivant.

Quinzième observation.

Le nommé B... (Jean), soldat au 9ᵉ régiment d'artillerie, entra à l'hôpital d'Oran, le 21 décembre 1846, pour une fièvre tierce, avec bronchite intense qui s'exaspère, surtout pendant les accès de la fièvre. Diète, eau gommeuse, sulfate de soude stibié le premier jour de son entrée. Plus tard, l'eau gommeuse et l'isolement seul ont suffi pour conduire ce malade à une guérison complète, et il sortit de l'hôpital le 28 janvier suivant.

Seizième observation.

Le nommé P... (Pierre-François), âgé de vingt-huit ans, brigadier au 1ᵉʳ régiment d'artillerie, entra à l'hôpital militaire d'Oran, le 13 février 1847, pour des douleurs rhumatismales dont la région cervicale était le siége le plus constant.

Cette affection durait depuis plus d'un mois, et elle avait résisté à tous les moyens indiqués en pareille circonstance. Les douleurs étaient vives et permanentes et s'exaspéraient au moindre mouvement de la tête, et par les changements atmosphériques, l'insomnie était permanente.

Ce malade fut placé sur un lit isolant le jour même de son entrée; on lui prescrivit pour toute médication, la diète, et la tisane sudorifique pour boisson. L'amélioration fut si prompte, que le lendemain la douleur avait beaucoup diminué, le malade avait dormi presque toute la nuit, et deux jours après toutes les souffrances avaient entièrement disparu, le sommeil et l'appétit étaient revenus, et P... sortit de l'hôpital parfaitement guéri, le 7 mars suivant, en demandant à tout le monde ce qu'il y avait dans les bouteilles qui supportaient son lit. Son camarade lui répondit plaisamment que la maladie rentrait dans les bouteilles, et qu'elle n'en pouvait plus sortir parce que la route était plus glissante que celle de Mascara.

Dix-septième observation.

Le nommé J... (Pierre), fusilier au 46e régiment d'infanterie de ligne, entra à l'hôpital militaire d'Oran, le 6 janvier 1847, dans le service de M. le docteur Beylot, médecin adjoint de l'é

tablissement. Il était atteint de douleurs rhumatismales générales, se localisant très souvent dans
les viscères abdominaux. D'ailleurs, la note qui
nous a été remise par M. Beylot, et que nous
allons transcrire plus bas, fera connaître ce qui
a été observé pendant le séjour de ce malade à
l'hôpital.

« Le nommé J..., dit le docteur Beylot, est
» entré dans ma division porteur d'une douleur
» vive et circonscrite au flanc droit, accompagnée
» de constipation, mais sans aucun symptôme
» qui pût annoncer l'inflammation d'un organe
» quelconque de l'abdomen. Le diagnostic fut une
» entéralgie rhumatismale ; quelques jours après,
» la douleur changea de place et se porta dans le
» flanc gauche. Cette douleur se porta plus tard
» soit aux bras, soit aux jambes, et le malade fut
» en conséquence traité par les moyens employés
» contre les rhumatismes, un régime doux fut
» suivi; on chercha à tenir le ventre libre; le nitre,
» l'opium, le camphre, furent employés tantôt
» successivement, tantôt à la fois; plusieurs vési-
» catoires, des cataplasmes, des bains de siége fu-
» rent employés sans autre résultat qu'une amé-
» lioration momentanée. C'est après l'insuccès de
» tous ces moyens qu'il fut évacué de ma division
» sur la division de M. Pallas; je l'ai visité quel-
» ques jours après à la 1re division où il est traité

» sur un lit isolant, il me dit qu'il était entière-
» ment guéri, ce que je constatai moi-même, et
» en effet, il sortit deux ou trois jours après de
» l'hôpital.

» Oran, le 2 mai 1847.

» *Signé*, BEYLOT. »

C'est, en effet, le 4 du mois de mars que ce malade fut évacué dans notre service; il fut placé le jour même sur un lit isolant. L'effet de ce nouveau moyen fut prompt et immédiat; le malade se disait guéri, et demandait déjà à sortir de l'hôpital deux jours après. Mais le lendemain, 7, jour de pluie poussée par un vent violent du nord-est, J... ressentit quelques douleurs analogues aux précédentes dans la région sacro-lombaire, qui disparurent le lendemain avec l'état atmosphérique qui les avait produites.

Le 10, le malade voulait sortir à toute force, mais nous n'accédâmes pas à ses désirs, désirant suivre plus longtemps les circonstances de cette guérison extraordinaire.

Le 17, le ciel se couvrit de nuages, le temps devint pluvieux, humide, il régnait encore un vent de nord-est, le malade éprouva de nouvelles douleurs pendant la nuit du 16 au 17; mais à la visite du matin nous aperçûmes que le lit sur lequel le malade était couché communiquait au moyen d'un bout de bois avec le plancher, et l'isolement se trouvait ainsi interrompu ; nous en fîmes la remarque à J..., qui nous dit qu'étant guéri il ne portait plus attention à la manière de se coucher.

Le malade lui-même rétablit l'isolement, auquel il avait la plus grande confiance ; depuis lors les douleurs n'ont plus reparu, et la sortie eut lieu le 23 mars suivant.

Dix-huitième observation.

Le nommé P... (Jacques), âgé de quarante-deux ans, colon civil, entra à l'hôpital militaire d'Oran, le 27 février 1847, pour des douleurs aiguës dans les membres, et une agitation générale extraordinaire, dont il était atteint depuis quarante-huit heures. Il fut placé sur un lit isolant, et en peu de jours sa guérison fut complète ; il sortit de l'hôpital parfaitement guéri par l'isolement seul, le 8 mars suivant.

Dix-neuvième observation.

Le nommé C... (François), soldat au 12ᵉ régiment d'infanterie légère, âgé de vingt-huit ans, d'une constitution sèche, peau brune, et d'un tempérament bilieux, entre à l'hôpital militaire d'Oran, le 4 mars 1847, pour une bronchite avec quinte de toux, comme on l'observe dans la coqueluche; d'autres fois, le malade éprouvait des spasmes de la poitrine, avec oppression et difficulté de respirer, comme s'il eût été en proie à un accès d'asthme.

Placé d'abord dans un lit ordinaire et mis à l'usage des pectoraux, de l'infusion de tilleul et de quelques bains de pied sinapisés, le malade était à peu de chose près dans le même état huit jours après. Il fut pris dans l'intervalle de douleurs mobiles ayant débuté par le côté gauche du corps, et se portèrent ensuite dans les viscères abdominaux, du reste sans réaction fébrile.

Le 12 du mois de mars, il fut placé dans un lit isolant, et dès le lendemain il y avait déjà une amélioration sensible, la névrose pectorale s'était amendée, et les autres phénomènes névropathiques avaient cédé comme par enchantement à la seule influence de l'isolement. En quelques jours le malade fut entièrement guéri, il sortit de l'hôpital le 2 avril 1847.

Vingtième observation.

Le nommé R... (Léon), colon civil, âgé de trente-trois ans, ex-maréchal des logis chef d'artillerie de la marine royale, d'une constitution robuste et d'un tempérament bilieux, entra à l'hôpital militaire d'Oran, le 30 mars 1847, pour des douleurs vives, rhumatismales, dont le siége le plus constant avait lieu aux deux épaules, mais plus particulièrement à l'omoplate gauche; mais ce qui fatigue surtout le malade, c'est une insomnie des plus opiniâtres dont il souffre depuis très longtemps.

R...., en 1840 et 1841, a été au Sénégal, après la campagne de Saint-Jean-d'Ulloa, celle de Vera-Cruz au Mexique, où il fut pris, durant deux mois, de coliques sèches; pendant le cours de cette maladie, il lui survint une paralysie incomplète des deux bras; depuis cette époque, le mouvement des membres supérieurs, quoique conservant de la gêne, est à peu près rétabli dans l'état normal, mais les douleurs qui siègent à la naissance des plexus cervicaux ont persisté, et s'exaspèrent surtout par le moindre changement dans l'état atmosphérique, à la chute du jour et pendant la nuit; il était dans cet état lorsqu'il entra à l'hôpital. Il fut immédiatement couché dans un lit isolant, l'amélioration fut pour ainsi dire instantanée; le malade a dormi toute la nuit, ce qui ne lui était pas arrivé depuis très longtemps; les douleurs ont diminué chaque jour, à tel point que la guérison fut complète et solide le 13 avril, jour de la sortie du malade de l'hôpital.

Ainsi, à l'aide de l'isolement seul, R... a été débarrassé d'une maladie chronique dont il était atteint depuis plusieurs années.

Vingt-et-unième observation.

Le nommé N... (Samuel), soldat au 44ᵉ de ligne, entra à l'hôpital militaire d'Oran, le 3 avril 1847, pour une fièvre intermittente à type irrégulier; il fut guéri par l'isolement seul en très peu de temps, et sortit de l'hôpital, parfaitement rétabli, le 14 du même mois.

Vingt-deuxième observation.

Le nommé C... (Jean-Sylvain), soldat au train des équipages militaires, entra à l'hôpital militaire d'Oran, le 3 avril 1847, atteint d'une fièvre intermittente quotidienne, dont il avait eu plusieurs récidives. Il fut traité par l'isolement électrique seul dès son entrée à l'hôpital, d'où il sortit parfaitement guéri, le 15 du même mois, c'est-à-dire après douze jours de traitement.

Vingt-troisième observation.

Le nommé M... (Victor), maréchal-des logis au 2ᵉ de spahis, entra à l'hôpital militaire d'Oran, le 7 avril 1847, pour une bronchite avec fièvre intermittente quotidienne. L'isolement, des boissons pectorales et quelques bains de pied sinapisés constituèrent le traitement dirigé contre cette affection. M... sortit de l'hôpital, parfaitement guéri, le 18 du même mois.

Nous pourrions encore ajouter d'autres observations cliniques à celles dont nous avons fait l'histoire, si nous ne craignions de fatiguer la patience du lecteur. Nous pensons en avoir dit assez pour démontrer l'influence incontestable de l'isolement électrique sur l'homme malade, et nous terminerons ce que nous avons à dire en ce moment sur ce sujet par une observation qui a été recueillie à Alger, à l'hôpital militaire du Dey, par M. le docteur Cabrol, médecin adjoint de cet établissement.

Les résultats de nos premiers essais s'étaient répandus dans les hôpitaux de l'Algérie, lorsque M. le docteur Cabrol, l'un des médecins militaires les plus distingués, nous écrivit pour nous demander des renseignements précis sur cet objet, afin de le mettre à même d'étudier par lui-même les effets d'un moyen thérapeutique qui lui paraissait devoir conduire à des conséquences pratiques importantes. Nous nous empressâmes de répondre à cette demande, et, peu de temps après, M. Cabrol a soumis à l'influence de l'isolement

un de ses malades atteint de méningite, et dont
l'observation a été scrupuleusement suivie par
M. Paul, médecin en chef de l'armée, et les médecins de l'hôpital militaire du Dey.

Cette observation, que nous regrettons de ne
pouvoir pas reproduire en entier dans ce travail,
est relative à une méningite dont un jeune soldat,
récemment arrivé en Afrique, fut atteint à Alger, vers la fin du mois de décembre 1846. La
maladie sévit épidémiquement sur des soldats du
même corps, également soumis aux mêmes conditions hygiéniques. Le 25 du mois de décembre,
le malade fut apporté d'urgence à l'hôpital militaire du Dey. Le 27, c'est-à-dire le surlendemain
de son entrée, il fut placé sur un lit isolant, disposé d'après les indications que nous avions fournies peu de temps auparavant, et qui furent per-
fectionnées par M. le docteur Cabrol, afin de rendre l'isolement électrique plus complet. La maladie, dans les différentes phases qu'elle a parcou-
rues, a offert des variations et des alternatives de
rémission et de redoublement que l'isolement électrique a toujours semblé modifier favorablement,
à tel point que l'on a observé que la marche en a
été plus franche, et la convalescence plus assurée
que chez les autres malades atteints de l'épidémie, et qui avaient été traités dans des lits ordinaires. Le jeune militaire qui fait le sujet de cette

observation était un de ceux qui avaient été le plus vivement atteints par cette grave épidémie ; cependant quinze jours suffirent pour le voir arriver à la convalescence, car le docteur Cabrol nous dit que depuis ce jour, 12 janvier, jusqu'à celui-ci, 27 dudit, il n'y a eu ni retour, ni rechute, ni accident ; la convalescence paraît assurée ; le malade se lève, marche, dort bien et mange le quart de la portion avec la panade et deux œufs. Deux ou trois jours après que le malade fut mis à l'influence de l'isolement électrique, MM. les médecins de l'hôpital du Dey, voyant l'effet favorable, presque immédiat de ce moyen, conseillèrent à M. le docteur Cabrol de mettre le malade dans un lit ordinaire, afin de vérifier si l'amélioration que l'on remarquait chez le malade était réellement due à l'isolement Le conseil fut accueilli et exécuté, mais le malade eut une crise dans le lit ordinaire qui détermina le docteur Cabrol à le remettre dans le lit isolant : Car j'avais confiance, dit-il, dans ce moyen mystérieux, ou plutôt invisible.

Quoi qu'il en soit, ce malade est du petit nombre de ceux qui ont survécu à la méningite épidémique qui s'est manifestée à Alger pendant le mois de décembre dernier. Cette observation, comme nous l'avons déjà dit, a été suivie avec une scrupuleuse attention par M. le docteur Paul, méde-

cin en chef de l'armée, homme de savoir et d'une
vaste expérience, et dont l'impartialité est à
l'abri de tout soupçon. Il nous écrivait à cette occasion dans une lettre, en date du 15 janvier, le
paragraphe suivant :

« Nous avons eu le mois dernier quelques gra-
» ves méningites, sévissant toutes sur des hommes
» du même régiment, les zouaves ; du 14 au 3o,
» on en a compté quinze à seize, neuf ont été ra-
» pidement suivies de la mort. Voulant nous assu-
» rer si quelque circonstance hygiénique locale
» ne pourrait pas être considérée comme cause
» directe, nous nous sommes transportés au quar-
» tier occupé par ce corps, et nous avons trouvé,
» en effet, que quelques compagnies occupaient
» des caveaux humides, sombres, voûtés et peu
» aérés, et que les hommes y étaient même en-
» tassés d'une manière peu en harmonie avec le
» maintien d'une bonne santé. Il a suffi de faire
» cesser cette cause permanente d'insalubrité,
» pour voir cesser ces graves affections qui au-
» raient bien pu être le prélude d'une épidémie
» meurtrière.

» Un de ces malades, placé dans le service de
» M. Cabrol, a été déposé sur le lit isolant, dis-
» posé d'après vos indications ; il est au nombre
» des survivants, et on peut dire dans un état de
» convalescence bien prononcé, après avoir par-

» couru d'une manière fort inquiétante toutes les
» périodes de cette grave maladie.

» L'isolement a-t-il été pour quelque chose
» dans ce résultat? C'est ce qu'on ne saurait assu-
» rer, car quelques autres malades, placés dans
» les conditions ordinaires, sont également con-
» valescents; cependant il a semblé que la mar-
» che de la maladie a été chez celui-ci modifiée
» favorablement quant à la durée; car la conva-
» lescence est aujourd'hui *plus assurée que chez les*
» *autres*. On ne peut rien induire d'un seul fait;
» cependant celui-ci, joint à ceux que vous pos-
» sédez, pourrait avoir quelque valeur; au sur-
» plus M. Cabrol vous écrira et vous enverra
» même l'observation.

» Agréez, mon cher camarade, etc.

» Le médecin en chef de l'armée.

» *Signé* PAUL. »

En examinant les résultats de l'observation clinique faite à l'aide de l'isolement, on ne peut se
refuser d'admettre que ce moyen constitue un
agent thérapeutique puissant, dont les effets sont
plus prononcés dans certaines maladies que dans
d'autres; c'est principalement contre les névralgies que nous avons remarqué une action plus
directe et quelquefois immédiate de l'emploi du

lit isolant; si les résultats des observations 1, 2, 3 et 5 n'ont pas toujours été heureux, il faut en attribuer la cause aux lésions organiques avancées de la muqueuse intestinale; mais il n'en restera pas moins constant que l'isolement a toujours eu une influence favorable sur le nombre des évacuations et sur l'action du cœur, dont il a ralenti, dans tous les cas, les mouvements. Les fièvres intermittentes, quotidiennes, ou tierces, ou à type irrégulier, sans complication de l'irritation des bronches, et dont nous avons fait l'histoire dans les observations 4, 7, 11, 13, 14, 21, 22 et 23, ont toutes cédé à l'influence seule de l'isolement, sans avoir eu besoin, dans aucun cas, de recourir au quinquina, ni à ses préparations. Un cas de choléra sporadique très grave a aussi été guéri par le même moyen, comme nous l'avons indiqué dans la 6ᵉ observation; mais, chose digne de remarque, c'est que le malade, après avoir été guéri du choléra, fut pris, étant encore couché dans le lit isolant, d'un accès de fièvre avec frisson, chaleur et sueur; accès qui se reproduisit tous les jours à la même heure. Après avoir constaté le retour de trois accès, nous le fimes placer dans un lit ordinaire, où la maladie se manifesta avec la même intensité pendant trois jours, après lesquels nous avons administré le sulfate de quinine, et la fièvre a disparu. Ce fait prouve que les moyens qui guérissent la fièvre intermittente peuvent aussi quelquefois la produire ; ce n'est pas d'ailleurs le premier exemple de ce genre, l'histoire de la science en présente encore d'autres non moins intéressants.

L'épilepsie, qui fait le sujet de la 9ᵉ observation, a été réellement modifiée dans le premier moment de l'application de l'isolement ; plus tard, sous l'influence du temps humide, brumeux et orageux, après avoir été retardée dans le retour des attaques de plusieurs jours, elle a repris son empire par la conductibilité de l'air humide, par la force de l'habitude et par la puissance de la cause qui lui a donné naissance.

Nous avons déjà dit, et l'observation attentive des faits vient le démontrer, qu'un grand nombre de maladies a pour cause l'influence de grands courants électriques ; que cette cause doit agir plus particulièrement sur la surface pulmonaire, comme présentant un développement considérable. C'est par le pneumo-gastrique que l'impression du dehors est transmise au centre nerveux, qui réagit à son tour sur le cœur et sur les autres organes au moyen des nerfs, d'où résulte l'explosion de la maladie. De ce trouble porté dans la vie animale et dans la vie organique, il résulte une affection nerveuse primitive, continue ou intermittente, régulière ou irrégulière, qui ne devient inflammatoire que lorsque le système vasculaire est profondément troublé, et alors la maladie se localise, et devient la cause d'un autre ordre de phénomènes morbides.

De même que l'électricité artificielle, qui a une action spéciale sur le système nerveux, de même aussi l'électricité atmosphérique et terrestre en excès agit directement ou par un état électromagnétique de l'organisme, que les grands courants du fluide électrique déterminent; il en résulte, dans les deux cas, primitivement un trouble de l'innervation, et consécutivement une altération dans les organes et l'harmonie des fonctions organiques. C'est ainsi que de l'étude et de la connaissance de la cause physique primordiale et de la manière d'agir sur l'organisme, on arrive à découvrir la véritable cause et les effets des maladies.

L'électricité générale porte son action morbide sur les nerfs; les maladies qu'elle engendre doivent être primitivement nerveuses, et c'est précisément ce que l'on observe dans les affections névralgiques et les fièvres intermittentes.

Le fluide électrique est à l'innervation ce que la lumière, les odeurs, l'air, les aliments sont à la vision, à l'olfaction, à la respiration et à la nutrition. Il est, en un mot, l'élément physique à l'aide duquel le système nerveux fonctionne. Né-

cessaire, et même indispensable, dans des proportions convenables, il devient nuisible à la santé
lorsqu'il circule dans des proportions exagérées;
c'est ce qui arrive principalement dans les contrées où les sources de ce fluide sont très nombreuses, comme on l'observe pendant la saison
des chaleurs, et particulièrement dans les climats
chauds et brûlants.

Si notre opinion est fondée, comme le raisonnement, l'expérience et l'observation semblent le
démontrer, un moyen qui aura pour objet de diminuer ou d'atténuer l'action des courants électriques atteindra le but qu'on se propose, soit
pour combattre, soit pour prévenir les maladies.
L'isolement électrique, bien observé et bien conduit, aura toujours ce double avantage, comme
le démontrent les résultats des observations dont
nous avons fait l'histoire.

L'analogie frappante qui existe entre la constitution géographique des marais et la pile galvanique, l'identité d'effets produits par ces deux
appareils sur les corps de la nature; la liaison
presque constante que l'on observe entre la
cause, la nature et le traitement, sont des phénomènes trop frappants pour qu'il soit nécessaire
de nous y arrêter plus longtemps.

Pour nous, notre conviction est entière, et nous
persisterons à croire que toutes les maladies dont

les causes sont restées ignorées jusqu'à ce jour doivent être attribuées à l'influence de grands courants électriques, dont l'isolement atténue ou détruit les effets morbides.

CHAPITRE X.

CONSIDÉRATIONS GÉNÉRALES SUR L'ISOLEMENT ÉLECTRIQUE.

Les théories dont on s'est servi pour expliquer les effets de l'électricité artificielle dans son application à la thérapeutique sont plus ou moins satisfaisantes, plus ou moins hypothétiques. On a admis avec raison l'existence d'un fluide naturel, à l'état neutre et latent, répandu dans tous les corps, entre les molécules desquels il serait placé, mais qui ne donne jamais des signes de sa présence qu'à l'état décomposé. De cette décomposition résultent les deux fluides électriques dont nous avons parlé, l'un vitré, et l'autre résineux; indépendamment des phénomènes d'attraction et de répulsion auxquels ils donnent naissance, l'un ou l'autre de ces deux fluides, devenus libres, se porte toujours à la surface des corps conducteurs, à l'extérieur desquels il est retenu par la pesanteur de l'air sec non conducteur, qui jouit de la même propriété que tous les corps qu'on nomme isolants. Mais si l'air atmosphérique, par son état hygrométrique, devient plus humide, de même que tous les autres corps conducteurs mis en contact avec les corps électrisés, ceux-ci perdent l'électricité accumulée, et se déchargent de l'électricité dont ils étaient animés. Ce sont des faits constatés par la propriété particulière dévolue aux corps conducteurs et non conducteurs de l'électricité.

Mais ce qui est moins bien démontré, c'est d'admettre la doctrine que l'électricité est la même chose que le fluide nerveux, comme on l'a soutenu ; la même chose que le principe vital, que nous regardons comme hypothétique ; car, partant de ce principe, on a prétendu que toutes les maladies dépendaient de l'électricité en excès ou en défaut ; que toutes les affections sthéniques ou asthéniques devaient être traitées par l'électricité positive et l'électricité négative ; car l'électricité positive développait les forces vitales et remédiait à toutes les faiblesses corporelles, et l'électricité négative détruisait les inflammations, les convulsions, les douleurs et toutes les irritations.

MM. Trousseau et Pidoux, dans leur *Traité de thérapeutique et de matière médicale*, à l'article *Théorie de l'électricité*, s'expriment ainsi : « L'électricité n'ayant jamais donné ni plus d'esprit, ni plus d'âme, ni plus ni moins de sentiment

aux individus qui ont été soumis à son influence;
mais l'électricité ayant guéri des paralysies, ayant
remédié à des faiblesses dans le mouvement, ayant
fait disparaître l'insensibilité, dissipé les engor-
gements chroniques, facilité des sécrétions et des
fonctions soumises à des mouvements (toutes
choses bien connues), et les chocs électriques
faisant ressentir de la douleur, éprouvant des
contractions involontaires et malgré la volonté, il
est clair que cet agent modifie ou influence les
nerfs du mouvement et de la sensibilité; qu'il n'a
aucun effet sur les opérations de l'esprit, sur aucune des manifestations de l'âme, autres que la
sensibilité et la contractilité, c'est-à-dire sur les
propriétés de tissu.

» Dans l'application de l'électricité à la médecine, il ne peut être question d'introduction de
fluides pour, soi-disant, augmenter les forces vitales, non plus que de saturer d'électricité l'intérieur ou la surface du corps. Ce qu'on a donc dit
de l'électricité par bain ne peut avoir d'effet sensible, et c'est perdre son temps que de vouloir
traiter aucune affection de cette manière. Il faut
des chocs; eux seuls ont de l'effet sur la sensibilité et la contractilité, et c'est dans leur plus ou
moins de force, leur plus ou moins fréquente répétition, et dans la direction qu'on leur imprime
et le lien sur lequel on opère, que consiste la mé-

thode curative des affections susceptibles d'être traitées par l'électricité (page 828). »

Nous avons indiqué précédemment la manière dont le corps de l'homme reçoit l'influence de l'électricité générale, en le comparant à un conducteur de la machine électrique, qui s'électrise par l'influence à distance d'un nuage orageux ou de tout autre corps électrisé. Lorsque le corps frottant et le corps frotté d'une machine électrique sont isolés, on a beau tourner le cylindre, la quantité d'électricité développée est insignifiante ; mais si le frottoir communique au moyen d'un fil métallique avec le sol, alors il y a une grande quantité d'électricité produite. L'homme ne fait point exception à cette règle ; s'il est isolé, il ne possède que l'électricité statique, et s'il reste en communication avec le sol, il est constamment pénétré par l'électricité dynamique, et par conséquent soumis à l'influence de grands courants électriques. L'isolement a donc pour effet de soustraire l'organisme à l'influence exagérée de l'électricité, dont il est dans la nature le conducteur obligé.

Ce que nous venons de dire de la machine électrique et de l'électricité de l'atmosphère s'applique également à la pile galvanique, avec laquelle les surfaces marécageuses de la terre offrent la plus grande analogie et que par cette

raison nous avons nommée pile marécageuse.
L'homme isolé sera moins exposé aux influences
marécageuses que celui qui ne l'est pas; car les plus
célèbres physiciens, et M. le professeur Biot en particulier, nous disent que les piles, même les plus
énergiques, lorsqu'elles sont isolées par leur base,
ne communiquent presque pas d'électricité sensible au conducteur, tandis qu'elles donnent des
charges considérables, et jusqu'à des étincelles, si
l'on fait communiquer instantanément un de leurs
pôles avec le sol. C'est d'ailleurs toujours ainsi
qu'on dispose les appareils lorsqu'on veut obtenir de grands effets de décomposition et la fusion
des métaux.

Ainsi, l'homme, que nous comparerons un instant à une pile, doit se trouver beaucoup moins
électrisé, lorsqu'il est isolé, que celui qui ne l'est
pas. Il est donc incontestable que l'isolement a
pour effet de diminuer considérablement l'intensité de la charge électrique, en plaçant l'organisme
dans un autre milieu, le préservant ainsi de l'influence exagérée de l'électricité dynamique. C'est
du moins ainsi que nous avons toujours envisagé
le phénomène et que nous avons comparé l'effet de
l'isolement, par rapport à l'électricité, à ce qu'est
l'ombre par rapport au soleil. D'ailleurs, si nous
nous trompions quant à la théorie de l'isolement,
pour l'explication de laquelle nous réclamerions

les lumières des hommes spéciaux, nous pouvons affirmer la réalité des avantages obtenus, et nous n'hésitons pas à considérer l'isolement électrique comme un moyen des plus rationnels, applicable au traitement d'un grand nombre de maladies.

Les idées que nous venons d'exposer, et qui ont pour objet d'employer l'isolement électrique du corps de l'homme pour prévenir et guérir les maladies qui se développent sous l'influence des courants électriques, sont déjà appliquées, sans qu'on s'en doute, par l'usage de certaines choses prescrites par l'hygiène et la thérapeutique, et dont l'efficacité est incontestable et incontestée.

Les vêtements de laine, par exemple, qui sont à la fois mauvais conducteurs du calorique et de l'électricité, et qui devraient être exclusivement réservés pour nous garantir du froid, sont employés dans les pays chauds de préférence aux tissus de fil ou de coton. C'est ce qu'on observe dans le midi de l'Espagne, où les Andalous s'exposent, même pendant l'été, au soleil, enveloppés dans de grands manteaux de laine, dont ils sont drapés jusqu'au menton; c'est ce qu'ils appellent *Tomar el tol*, mot qui exprime un usage consacré dans le pays, et qui signifie mot à mot prendre le soleil. Le burnous des Africains et le kaid des Africaines, dont ils sont constamment enveloppés, ne sont autre chose que de grandes pièces de tissus de laine blanche. Les femmes du pays, lorsqu'elles sortent, sont tellement enveloppées de la tête aux pieds, que leur figure en est masquée, et qu'elles ne ménagent qu'une toute petite ouverture pour le passage de la lumière. Ce que nous avons dit sur les vêtements de laine doit s'appliquer, à plus forte raison, aux vêtements de soie, dont le pouvoir isolant est encore plus prononcé que celui de la laine; mais ce n'est que les gens opulents qui font usage de ce genre de vêtement.

La sage mesure proposée par le conseil de santé, et qui fut adoptée par l'administration de la guerre lors de l'expédition d'Afrique, fut celle de n'admettre, pour l'usage des troupes, que le pantalon de drap; cette règle a été admise depuis en principe, à tel point que les pantalons de toile ne font plus partie de l'équipement du soldat pendant la durée de son séjour en Afrique, parce qu'en effet l'expérience a démontré que les vêtements de laine conviennent mieux peut-être dans les pays chauds qu'ailleurs, autant pour isoler l'homme des grands courants électriques que pour le soustraire aux transitions brusques de la température du jour et de la fraîcheur des nuits.

L'expérience avait appris que dans les pays chauds, surtout, les affections des organes abdominaux étaient les plus nombreuses et souvent très graves, et qu'il fallait user de tous les moyens que l'hygiène mettait à notre disposition pour protéger ces organes contre les causes morbifiques d'un climat essentiellement inclément. L'administration de la guerre et le conseil de santé des armées, dans leur constante sollicitude pour assurer le bien-être de nos braves soldats employés en Afrique, reconnurent l'utilité d'une ceinture de laine, et des ordres furent donnés en conséquence. Chaque soldat reçut une ceinture de laine, large de 5o à 6o centim. et d'une longueur suffisante pour entourer plusieurs fois le corps.

Nous trouvons encore l'application des mêmes principes dans l'usage des choses que l'hygiène conseille pour nous préserver de la chaleur et du froid extrêmes; la classe des *applicates* de Hallé nous en fournit un grand nombre d'exemples.

Indépendamment des vêtements, il est encore des agents qu'on applique à la surface du corps pour préserver l'organisme contre l'effet nuisible des causes extérieures; tels sont les bains et les lotions, qui, par leur température variée, leur composition, excitent la surface du corps sur laquelle on les applique; et les onctions de corps gras sur la peau n'agissent en réalité qu'en produisant, les premiers des excitations électriques, et les derniers en isolant plus ou moins complétement le corps des courants du fluide électrique.

Les Grecs, les Romains et les peuples de l'Asie s'oignaient le corps avec de l'huile ou d'autres substances grasses, pour atténuer l'action du froid et de la chaleur, et pour éviter une trop grande transpiration ; les onctions parfumées et certaines espèces de frictions, chez les anciens peuples, étaient des pratiques accessoires que le luxe et la volupté entremêlaient à l'usage journalier des bains. Mais les onctions qui ne sont plus usitées chez les peuples modernes, bien qu'elles fussent employées dans d'autres intentions, ne devaient produire d'effets qu'en isolant l'organisme de l'action des courants électriques. Il en était de même des peuples du nord, qui se graissaient le visage, les mains et les pieds dans l'intention de se garantir du froid. Ceci s'explique encore par les divers points d'analogie qu'offrent le calorique et l'électricité dans quelques circonstances dont nous avons parlé ailleurs.

Ce que nous venons de dire des choses qui font partie du domaine de l'hygiène doit s'appliquer, à plus forte raison peut-être, à certains agents thérapeutiques. Le taffetas ciré qu'on applique sur la tête ou sur les articulations pour combattre certaines douleurs rhumatismales, goutteuses et autres, les gilets de flanelle, les ceintures, les caleçons de même nature, certains topiques, tels que les liniments, les onguents, les emplâtres de poix de Bourgogne, ainsi que toutes les substances dont la résine et les corps gras forment la base, n'agissent en réalité qu'en modifiant l'action des courants électriques de la partie sur laquelle on les applique ; et les corps gras et résineux, qui sont des corps mauvais conducteurs du fluide électrique, ont pour effet d'isoler plus ou moins les surfaces vivantes et par suite la partie malade des courants produits par l'électricité générale.

Nous pensons également qu'il est rationnel d'admettre, relativement aux onctions d'huile d'olive prescrites par Desgenettes, l'un des plus illustres chefs de la médecine militaire, contre la peste qui sévit sur l'armée française pendant la glorieuse campagne d'Egypte, que les bons effets obtenus résultent de la propriété isolante de cette substance, qui atténue ainsi l'action nuisible de l'électricité générale. Ce qui donne de la force à notre opinion, c'est que ce célèbre auteur, après avoir indiqué la manière d'oindre la surface du corps des malades atteints du typhus pestilentiel, recommande comme une condition de succès l'état particulier où doit se trouver la personne chargée d'opérer les frictions. Il s'exprime ainsi :

« Celui qui fera les frictions doit auparavant s'oindre le corps d'huile ; et il est prudent qu'il

prenne la précaution reçue pour les vêtements de
toile cirée, les chaussures de bois, etc. ; qu'il
évite le souffle des malades, et surtout qu'il conserve beaucoup de courage et de sang-froid. »
(Desgenettes, *Histoire médicale de l'armée
d'Orient*, 2ᵉ édition, 1830.)

Le professeur Hildebrand, de Pavie, comme
nous en trouvons l'indication dans la thérapeutique de Martenet, p. 461, regarde le rhumatisme comme le résultat d'un défaut d'équilibre
survenu entre la chaleur et l'électricité du corps,
d'une part, et d'autre part la chaleur et l'électricité de l'atmosphère. D'après cette théorie, il
applique sur toute la peau, et particulièrement
sur les surfaces affectées des corps idio-électriques, la flanelle, le taffetas gommé, préalablement imbibés de substances résineuses.

Ce traitement, que M. Hildebrand a emprunté
à la doctrine de la polarité, dont nous avons
parlé ailleurs, a produit des guérisons fort remarquables ; ce qui prouve encore une fois la vérité
de la doctrine que nous soutenons.

Avant de terminer, nous désirons reproduire,
avec quelques remarques, les opinions diverses
émises au sein de l'Académie royale de médecine par les hommes éminents de cette savante
compagnie, dans la séance du 16 septembre 1845.
C'est tout à fait le cas de dire que du choc

des opinions jaillit la lumière ; car on a vu avec
le plus vif intérêt discuter avec un rare talent l'existence des miasmes dans l'atmosphère
des marais comme cause productrice des fièvres
intermittentes. C'est à l'occasion d'un rapport
fait par M. Bricheteau, sur un mémoire de
M. le docteur Lavielle, que ces débats eurent
lieu. M. Lavielle, médecin à Alger, avait adressé
à l'Académie un mémoire relatif à la nature des
causes des fièvres intermittentes de la plaine de
la Mitidja, dans lequel il cherche à démontrer,
d'accord avec quelques uns de ses confrères, que
le froid humide est la seule cause évidente des
fièvres, et il nie formellement qu'elles soient dues
à l'influence des miasmes marécageux dont il
conteste même l'existence.

M. le rapporteur, en faisant ses réserves au
sujet de l'opinion trop exclusive de l'auteur, lui
accorde des éloges, parce que, dit-il, il a fait
preuve de beaucoup de logique, de sagacité et
d'instruction dans son mémoire, et M. Bricheteau
propose de lui adresser une lettre de remercie-
ments et d'envoyer son travail au comité de publication.

M. Dubois, d'Amiens, regrette que le rapporteur n'ait pas insisté davantage sur la divergence
qui existe entre l'opinion de la commission et
celle de l'auteur du Mémoire à l'égard de l'in-

fluence des miasmes sur la production des fièvres intermittentes, contestée par M. Lavielle. L'orateur fait ressortir ce qu'il y a de paradoxal et d'exclusif dans cette opinion, et invoque l'imposante opinion de Broussais pour soutenir que les miasmes jouent un grand rôle dans la production des fièvres.

M. Rochoux soutient que rien n'est mieux prouvé que l'existence des miasmes; il en donne pour principales preuves l'influence funeste des marais Pontins, qui est due aux miasmes qu'ils exhalent; qu'il n'est pas nécessaire d'expliquer l'intermittence de ces fièvres pour nier l'existence des miasmes; et que la surface pulmonaire, sur laquelle s'exerce plus particulièrement l'action des miasmes, a trente-deux fois l'étendue de la surface du corps. M. Rochoux ajoute que le rôle que l'on veut faire jouer au froid et à l'humidité n'est pas fondé; car à Paris, où ces conditions atmosphériques sont constantes, les fièvres intermittentes y sont rares.

M. Dupuy déclare que l'existence des miasmes a été mise hors de doute par les analyses que Vauquelin et Moscati ont faites des marais Pontins. Un grand nombre de faits, dit l'orateur, prouvent qu'il existe une différence notable entre le miasme et les effets de l'humidité. Tous les vétérinaires savent que les moutons s'imbibent d'eau et d'humidité avec une grande facilité, et cependant ils n'ont jamais la fièvre intermittente ; mais, si on les expose à l'action des miasmes marécageux, on les verra pris par la fièvre.

M. Castel dit que parmi les nombreuses erreurs qui obscurcissent l'étiologie des maladies, il en est qui proviennent de ce que l'on ne sait pas analyser la vie, de ce que l'on ne sait pas reconnaître qu'il y a dans tout phénomène organique un double agent, celui qui perçoit les impressions et celui qui produit les actes que ces impressions déterminent. Or, suivant le mode d'impressions reçues, le principe excitable peut produire tantôt des effets continus, tantôt des effets intermittents. On a dit, continue l'orateur, que l'intermittence est difficile à comprendre ; rien de plus aisé, au contraire, que de s'en rendre compte de cette manière. Ce qui est plus difficile, c'est d'expliquer comment les fièvres intermittentes dégénèrent en coutume, circonstance dont l'auteur n'a pas tenu compte.

M. Giraudin adopte les conclusions du rapport sans partager les opinions de l'auteur du mémoire, qui lui paraît avoir été trop loin en niant les miasmes ; bien que le travail lui paraisse important, l'orateur croit, avec un médecin de Rome, que beaucoup de fièvres intermittentes sont produites uniquement par le froid humide et par les alternatives de froid et de chaud auxquelles les habitants de Rome s'exposent le soir, bien plus que par une cause miasmatique.

On est quelque peu revenu aujourd'hui, continue M. Giraudin, sur le compte des miasmes des marais Pontins, dont on avait beaucoup exagéré l'influence. On a reconnu qu'il existe, au milieu de ces marais, des villages dont les habitants sont exempts de la fièvre. Les fièvres intermittentes qui ont précédé le choléra dans presque toutes les contrées où il a sévi, n'étaient certainement pas dues à des émanations marécageuses. M. Giraudin tient d'un médecin de l'hôpital de la Marine, à Moscou, qu'il n'avait jamais vu de fièvres intermittentes dans un pays où il y avait pourtant des marais; il n'en vit pour la première fois que quelques mois avant l'invasion du choléra. Dans une petite localité très saine, aux environs de Vienne, où il serait impossible de trouver la moindre trace d'influence marécageuse, les fièvres intermittentes régnèrent à cette même époque avec une grande intensité.

M. Castel constate, à l'occasion de ce que vient de dire M. Giraudin, quelques analogies entre les influences qui concourent à la production des fièvres intermittentes, de la dysenterie et du choléra. M. Velpeau ne conçoit pas que l'on puisse nier l'existence des miasmes marécageux; car l'hôpital de Tours, situé dans le voisinage des eaux stagnantes, est assis sur un canal qui joint le Cher à la Loire. Tous les habitants (et M. Velpeau a constaté ces faits pendant trois ans) du bord de ce canal étaient atteints de fièvres intermittentes; l'hôpital était constamment rempli de fiévreux, il y en avait toujours de deux à trois cents. M. Bretonneau ne manquait pas de signaler la différence que présentait, sous ce rapport, ce quartier avec les autres parties de la ville. Ces fièvres étaient évidemment dues à l'influence de ce canal.

Maintenant, que l'on admette que les effluves marécageuses, continue M. Velpeau, ne sont pas les seules causes de ces fièvres d'accès, personne ne contredira cela. Stoll, Torti et Morton avaient très bien reconnu aussi l'influence du froid humide, mais ils avaient signalé les différences notables qui existent entre les fièvres marécageuses et celles qui sont dues à d'autres causes. Ils ont fait remarquer aussi que les miasmes ne se traduisent pas toujours par des accès, et qu'ils donnent lieu quelquefois à des fièvres continues, qui guérissent par le quinquina aussi bien que les fièvres d'accès; fait que nous avons constaté le premier en Morée avec le sulfate de quinine. M. Velpeau craint que ce que l'on a avancé ne soit le résultat d'une confusion, et que l'on n'ait confondu dans une même catégorie de fièvre ce qu'il faut essentiellement distinguer en raison des causes qui les produisent. Ne reconnaîtrait-on pas aujourd'hui, dit-il, comme autrefois des fièvres intermittentes vernales qui sont presque toujours sans gravité, des fièvres automnales, extrêmement graves, et différant les unes et les autres des fièvres des marais?

M. Gaultier de Claubry ne peut mettre un instant en doute l'influence des miasmes marécageux sur la fièvre intermittente, comme vient de le rappeler M. Velpeau, puisque le desséchement des marais fait cesser ces fièvres ; ce sont là des faits incontestables.

M. Londe fait observer qu'il est difficile d'expliquer par l'influence de l'humidité un fait important que l'auteur n'a point indiqué, et dont il n'a pas encore été question dans cette discussion ; il s'agit de la période d'incubation de la fièvre intermittente. M. Ferrus a rapporté, à ce sujet, un fait remarquable ; un détachement de chasseurs qui, après avoir séjourné pendant quelque temps dans un pays marécageux sans qu'aucun des hommes dont il se composait y eût contracté la fièvre intermittente, changea de résidence. A peine ce détachement eut-il quitté ces lieux, que les hommes furent pris de fièvre les uns après les autres et à des distances plus ou moins éloignées.

M. Ferrus confirme ce que vient de dire M. Londe, fait dans lequel il a été lui-même un des principaux acteurs, et en reproduit les détails. Ce fait prouve effectivement l'empoisonnement par les miasmes marécageux. Sans doute, je crois, ajoute M. Ferrus, que le froid et l'humidité peuvent donner lieu accidentellement à des fièvres intermittentes; mais ces maladies sont toute autre chose que les fièvres de marais dans les pays où la fièvre intermittente est endémique, elle est manifestement produite par une action miasmatique.

A la Mitidja il y a des travaux de routes et autres, circonstances qui ont pu très bien contribuer au développement des fièvres intermittentes de ce pays. L'auteur, dit M. Ferrus, en négligeant ces circonstances, a été conduit à attribuer au froid humide une influence exagérée.

M. Bégin dit que partout où nos soldats ont eu à faire de grands travaux de terrassement, soit en Afrique, soit ailleurs, ils ont contracté des fièvres intermittentes, quelquefois même des fièvres pernicieuses, quelle qu'ait été d'ailleurs la température.

Dans la séance suivante de l'Académie de médecine, M. Girardin demanda la parole, pour produire quelques documents nouveaux relatifs à l'influence des marais sur la production des fièvres intermittentes, tendant à confirmer l'opinion qu'il a émise dans la précédente séance. Il ajoute, en s'appuyant de l'opinion du docteur Mattee, médecin italien, que l'influence des marais, et en particulier celle des marais Pontins, est beaucoup moins active et moins évidente qu'on n'est généralement porté à le croire.

M. Rochoux persiste dans l'opinion qu'il a manifestée, que partout où il y a des marais, il y a des fièvres intermittentes, ce qui constitue une preuve décisive, et que partout où l'on procède au desséchement de marais, les fièvres qui existaient auparavant cessent. Voilà la contre-épreuve.

On parle des marais Pontins ; on a dit que, tandis que la fièvre intermittente sévissait sur les habitants de Rome, les habitants de plusieurs localités situées entre Rome et les marins Pontins en étaient exempts. Mais ce fait a été expliqué depuis longtemps par la disposition des collines de Rome, placées directement sous le vent des marais. Ce fait ne saurait donc être invoqué contre une loi que rien ne peut infirmer.

M. Bricheteau, en sa qualité de rapporteur, s'est contenté, dans cette importante discussion, de dire que la commission, en exposant par son organe les opinions de l'auteur, sans prétendre les partager, les trouve même un peu exagérées ; mais le travail n'en est pas moins bien fait et digne d'encouragement. M. le rapporteur répond à ce qu'on a trouvé d'étrange et de paradoxal dans les idées de l'auteur du mémoire, en demandant s'il est plus paradoxal de rejeter les miasmes que de les admettre sans preuves. M. Brichetean, en répondant à M. Dupuy, déclare que l'existence des miasmes a été mise hors de doute par les analyses que Vauquelin et Moscati ont faites de l'air des marais, qu'il connaît ces analyses, mais qu'elles ne prouvent rien en ce qui concerne les miasmes.

Ce qui restait de plus positif dans cette importante discussion, c'est que presque tous les orateurs attribuèrent aux miasmes la cause des fièvres intermittentes des marais; d'autres, et c'est le petit nombre, sans nier cependant l'existence des miasmes, regardent uniquement le froid humide, et les alternatives de froid et de chaud, comme pouvant donner naissance aux mêmes maladies. Pour tout le monde, à notre avis, la maladie qui se développe dans l'atmosphère des marais, est la seule preuve que l'on produise pour démontrer l'existence des miasmes marécageux, car l'analyse chimique n'a rien produit de suffisant pour résoudre cette question.

Les travaux de Brochi, de Rigaud de Lisle, n'ont produit, en analysant la rosée des marais Pontins, qu'un dépôt floconneux de matière animale.

L'existence des miasmes, dit M. Dupuy, a été
mise hors de doute par les analyses de Vauquelin et de Moscati sur l'air des marais Pontins.
Nous ne pensons pas non plus que les résultats de
ces analyses aient pour conséquence de démontrer l'existence des miasmes ; car Moscati, en
examinant l'eau recueillie dans l'atmosphère des
rizières, et celle du grand Hôtel-Dieu de Milan,
n'a trouvé qu'une matière floconneuse, qui répandait une odeur cadavérique. La rosée de l'air
des marais Pontins, analysée par Vauquelin, ne
lui a présenté que quelques sels à base de soude
et d'ammoniaque et une petite quantité de matière
animale. Sont-ce là des éléments suffisants pour
constituer les miasmes? Nous ne le pensons pas,
avec d'autant plus de raison, que des analyses
faites depuis et tout récemment par MM. Dumas
et Boussingault n'ont trouvé rien d'analogue,
bien que l'air des marais, avec lequel ces expériences ont été faites, donnait naissance à la fièvre.
Sans doute les principes que l'on nomme miasmes
ont échappé jusqu'à ce jour à tous les moyens
que la chimie a mis en usage, et leur présence
n'est attestée que par l'influence pernicieuse de
l'air des marais sur l'économie animale. Mais un
fait important que sont venus confirmer MM. Rochoux et Dupuy, c'est que la cause, quelle qu'elle
soit, agit principalement par les voies respira-

toires, comme nous l'avons avancé précédemment ; car M. Rochoux assure que la surface pulmonaire, sur laquelle s'exerce plus particulièrement l'action des miasmes, a trente-deux fois l'étendue de la surface du corps, et M. Dupuy, pour démontrer que l'influence qu'on veut accorder au froid et à l'humidité comme cause de fièvres intermittentes, est au moins exagérée, vient dire que les moutons s'imbibent d'eau et d'humidité avec une extrême facilité, et qu'ils sont en quelque sorte hygrométriques. Eh bien ! quelle que soit la quantité d'humidité dont ils sont pénétrés, ils n'ont jamais la fièvre intermittente, mais que si on les expose à l'action des miasmes marécageux, on les voit pris par la fièvre.

Nous devons faire observer à cette occasion que la couverture de laine et par conséquent isolante, dont ces animaux sont recouverts, doit constituer un grand obstacle à l'introduction des miasmes par la surface cutanée, et que la surface pulmonaire, dans ce cas particulier, serait celle qui recevrait exclusivement l'impression de la cause morbifique.

Comme nous l'avions dit, les effets de l'air des marais sur l'économie animale ne peuvent être expliqués d'une manière satisfaisante qu'en considérant les parties basses, marécageuses, comme autant de piles à auge, dont les émanations sont essentiellement électriques, et offrent, par leur composition et par leurs effets, la plus grande analogie avec la pile galvanique.

Il y a donc effectivement dans l'air des marais un principe morbifique, c'est incontestable ; mais ce principe n'est pas un miasme, comme on l'entend généralement, à moins qu'on ne considère comme telles les émanations électriques de la pile marécageuse qui se produisent sans cesse, ce qui serait plus rationnel que d'admettre des effets sans cause. Ce n'est pas non plus au froid, à la chaleur, à l'humidité, ni à l'alternative du froid ou du chaud, de sécheresse ou d'humidité, considérés isolément, que l'on doit attribuer les causes des fièvres intermittentes, mais bien à l'ensemble de tous ces phénomènes qui sont autant de sources d'électricité ; c'est ainsi qu'un terrain bas, marécageux, plus ou moins enfoncé, contenant de l'eau ni trop ni trop peu, forme la pile marécageuse, l'air humide ambiant en est le conducteur. Si l'air cesse d'être hygrométrique, ce qui a lieu avec le dessèchement de la pile, il devient isolant, et l'influence marécageuse disparaît. Mais si l'eau de la pile, au lieu d'être pure, est corrompue par des matières organiques en putréfaction qu'elle tient en dissolution, ou qu'elle soit chargée de matières salines, comme on l'observe dans le voisinage de l'Océan, l'activité de la pile marécageuse deviendra beaucoup plus considérable, et cette activité grandira encore si la chaleur du jour contraste avec la fraîcheur des nuits. Les courants électriques alors se développeront en raison de la puissance de la pile marécageuse, et les effets sur l'organisme seront subordonnés à l'intensité de la charge et à la disposition particulière des individus.

Lorsque la nature ou la main de l'homme viennent enlever par le desséchement l'eau indispensable au fonctionnement de la pile marécageuse, les émanations électriques diminuent ou cessent même complétement de se manifester; les maladies sont bien moins nombreuses, si elles n'ont pas entièrement disparu, et l'état sanitaire du pays sera considérablement amélioré.

L'effet sur la santé de l'homme sera encore à peu de chose près le même, si au lieu de dessécher la pile marécageuse on vient à la submerger. M. Ferrus, après un voyage qu'il a fait en Hollande, a confirmé ce fait en renversant l'opinion des partisans exclusifs de l'humidité comme causes de fièvres intermittentes.

« On a parlé, dit M. Ferrus dans la dernière séance, de la submersion des foyers d'infection marécageux comme d'un moyen propre à faire cesser la fièvre intermittente. J'ai été récemment témoin, en Hollande, d'un fait qui semblerait venir à l'appui de cette opinion, en même temps qu'ildépose contre l'opinion émise dans le mémoire qui fait le sujet de cette discussion. En Hollande, il y a, comme on le sait, de vastes étendues de terrains qui restent submergés pendant une partie de l'année. Les fièvres qui règnent habituellement dans ces contrées cessent précisément à l'époque où les eaux atteignent la plus grande hauteur; ce n'est donc pas, comme on le voit, l'humidité qui cause la fièvre intermittente.

» Quant aux faits relatifs aux marais Pontins, on aurait tort d'en conclure contre l'influence des miasmes marécageux, car tout le monde sait que, dans les eudémies, il existe souvent des circonstances locales qui modifient ou neutralisent même entièrement l'influence endémique.»

D'un autre côté, M. Desportes vient dire qu'en Toscane il y a une grande étendue de pays, connue sous le nom de Marais; on a essayé de les combler et on y a réussi, et de plus on a mis le terrain en culture. Autrefois ces contrées étaient décimées par les fièvres intermittentes, et aujourd'hui que les marais n'existent plus, les fièvres y règnent avec la même intensité. Les partisans de l'influence marécageuse, continue M. Desportes, en sont restreints à dire que le desséchement a été incomplet. Voilà un fait, je ne cherche point à l'expliquer.

Nous pouvons dire, à cette occasion, que le fait

reproduit par M. Desportes n'infirme pas la loi qui repose sur le desséchement des marais; car nous sommes restés pendant plusieurs années à Saint-Omer (Pas-de-Calais), pays qui était autrefois couvert de marécages et par conséquent très malsain ; aujourd'hui que le desséchement et la culture ont détruit les marais, ce pays est devenu l'un des plus salubres de France, et où les fièvres intermittentes y sont moins fréquentes qu'autrefois. Je connais un riche propriétaire, M. Delehaye, qui a considérablement agrandi sa fortune en comblant et cultivant des terrains marécageux connus sous le nom de Communes; et par ce seul fait joint à plusieurs autres à l'exemple de cet habile agronome, l'état sanitaire du pays s'est considérablement amélioré.

Quant au fait rapporté par M. Desportes, il devra se reproduire toutes les fois que la nappe d'eau se trouvera très rapprochée de la surface du sol; car dans ce cas, si l'eau cesse d'être visible, elle n'en agira pas moins sur la pile marécageuse dont l'eau, située près de la surface de la terre, excite l'activité de la pile d'une part et entretient l'humidité de l'air conducteur de l'autre. Voilà pourquoi le desséchement incomplet et la culture des terrains marécageux ne produisent pas toujours l'assainissement du pays.

Le fait rapporté par M. Bégin, relativement à

l'influence des travaux de terrassement sur la
santé des troupes, est très exact. M. Audouard a
également avancé, avec raison, que depuis l'établissement des lignes du chemin de fer, les mouvements que l'on a fait subir à la terre ont occasionné le développement des fièvres intermittentes
dans des pays où ces maladies ne s'étaient pas
montrées. Ce phénomène peut s'expliquer en ce
que les travaux de terrassement mettent à découvert la partie profonde et humide du sol qui, mis
en contact avec l'air atmosphérique, joue le rôle
de la pile marécageuse pendant tout le temps
que dure l'état hygrométrique du sol mis à découvert. Il peut arriver même que les cavités que
l'on forme dans ces bouleversements de terrains
se remplissent d'eau pluviale ou de toute autre
source, et il se forme ainsi de véritables marais
artificiels, d'où il résulte d'une manière incontestable que la cause des maladies paludéennes
doit être attribuée aux courants électriques qu'il
serait facile de considérer comme un miasme
impondérable, dénomination qui mettrait un
terme à toutes les discussions, et tout le monde
serait d'accord.

Le degré de limpidité des eaux courantes ainsi
que la vitesse plus ou moins grande de leurs
cours deviennent aussi des causes plus ou moins
actives d'électricité, et peuvent souvent servir au

voyageur pour juger, jusqu'à un certain point, l'état sanitaire d'une contrée. Nous citerons un exemple frappant au nombre de plusieurs autres.

L'Adour, rivière du département des Landes, roule sur un lit peu profond, de nature sablonneuse, très mouvant, d'une navigation difficile, et dont les rives, surtout aux environs de Dax, sont assez malsaines. Les eaux de cette rivière sont presque toujours troubles, saumâtres, peu ou point propres à l'alimentation. Aussi le poisson qu'on y pêche a presque toujours un goût de vase; le saumon ni la truite saumonée ne s'y rencontrent jamais, du moins dans cette partie qui se trouve au-dessus du point de jonction avec le Gave.

Le Gave, au contraire, rivière navigable de Peyrehorade à Bayonne, excepté pendant et après les averses, présente une eau claire et très limpide, de qualité excellente. La vallée qu'il traverse depuis la chaîne des Pyrénées, qui se trouve aux environs de Pau, jusqu'au Bec-du-Gave, est extrêmement fertile, les productions en tout genre y sont abondantes et d'excellente qualité, et la santé des habitants y est parfaite.

Le Gave se réunit à l'Adour environ à 6 kilomètres de Peyrehorade, et ce point de jonction a été nommé *Bec-du-Gave*. Le confluent de ces deux rivières présente une ligne de démarcation bien tranchée qui sépare l'eau claire du Gave de

l'eau trouble de l'Adour, et cette ligue, malgré
le mélange des eaux et la rapidité de leur cours,
se dessine encore assez avant dans le bas du fleuve.
Le saumon et la truite saumonée remontent
l'eau limpide du Gave, tandis qu'ils ne remontent
jamais les eaux troubles de l'Adour dans la partie
située au-dessus des confluents des deux rivières.
Aussi l'état sanitaire des deux pays semble se distinguer par la qualité de leurs eaux ; car à Dax et
principalement au Sablar, situé sur la rive droite
de l'Adour, les fièvres intermittentes y régnent
annuellement par l'influence d'un marais qui existe
entre Saint-Paul et le Sablar. A Pau, à Orthez et à
Peyrehorade, au contraire, le pays y est très
sain et les fièvres intermittentes y sont fort rares.
Enfin, depuis qu'on a introduit la navigation à
la vapeur sur le Gave, entre Peyrehorade et
Bayonne, le voyageur est dans le ravissement à
la vue des rives pittoresques et charmantes, remarquables surtout aux environs de Bayonne, et
dont l'ensemble constitue l'un des plus beaux
pays de la France.

Nous voyons donc encore dans ce que nous venons de dire que la qualité des eaux, leurs propriétés physiques et chimiques ont la plus grande
influence sur l'état sanitaire d'un pays, comme
nous venons de le démontrer dans le parallèle que
nous venons d'esquisser à l'occasion d'une contrée

de la France, qui est la limite entre les deux départements des Landes et des Basses-Pyrénées.

Si, après avoir étudié la nature de la cause des maladies, nous passons à l'examen des effets produits et aux moyens que nous proposons pour les combattre, nous trouvons une corrélation frappante, qui mérite de fixer l'attention de tous les hommes qui désirent trouver dans les phénomènes qu'ils observent le rapport de la cause à l'effet.

En effet, dans les pays chauds, comme nous l'avons déjà fait observer, les maladies résultent d'une excitation primitive du système nerveux, qui détermine consécutivement les perturbations générales ou locales; d'où résulte le trouble plus ou moins notable d'une ou de plusieurs fonctions. Les affections qui se développent dans le voisinage des marais ont toutes un même cachet de ressemblance, parce qu'elles proviennent d'une cause identique, qui frappe les individus qui y sont exposés avec des intensités variées, suivant le degré d'impressionnabilité organique; mais les effets produits sont tous de même nature. C'est précisément ce que l'on observe dans les endémies et les épidémies de fièvres intermittentes. La cause de ces affections ne saurait être attribuée exclusivement à la chaleur, ni au froid, ni à l'alternance de froid et de chaleur, comme on l'a soutenu; ce n'est pas non plus à l'action des miasmes, dont l'existence est pour le moins problématique; ce ne peut être qu'à l'action de courants électriques, qui se manifestent constamment, non seulement de l'intérieur des marais par des phénomènes analogues à l'action de la pile galvanique, mais encore par l'évaporation, la chaleur, le changement de température, l'influence à distance des nuages orageux, etc., qui sont autant de sources d'électricité dont les courants exercent une grande influence sur l'organisme, et que l'isolement électrique modifie. D'un autre côté, l'électricité, comme on le sait, porte son action plus particulièrement sur le système nerveux; aussi les affections qui prennent naissance dans l'atmosphère des marais sont-elles primitivement nerveuses.

Ce que nous venons de dire relativement aux fièvres intermittentes, semble devoir s'appliquer à toutes les maladies qui se manifestent épidémiquement. Hippocrate disait « que quand plusieurs » individus sont attaqués en même temps par une » même maladie, il faut penser que la cause est » commune, et qu'elle tient à quelque chose dont » tout le monde use, et ce quelque chose c'est » l'air que nous respirons. » La cause générale qu'Hippocrate attribue à l'air que nous respirons doit être reportée à l'action électrique dont l'air est constamment pénétré dans les circonstances dont nous avons parlé, et c'est cet agent physique

qui joue le principal rôle dans les grandes épidémies, comme nous en fournissons une preuve
dans une observation, remarquable à plus d'un
titre, que nous croyons ne pas être déplacée ici.

En 1832, à l'époque de l'apparition du choléra
épidémique en France, nous eûmes à traiter, à
l'hôpital militaire de Saint-Omer, un soldat atteint du choléra-morbus, qui s'offrit sous une
forme toute particulière. La maladie, au lieu
d'envahir la totalité du corps, comme chez tous
les autres malades atteints de l'épidémie régnante,
ne se montra redoutable que d'un côté seulement. Nous en fîmes le sujet d'une observation,
que nous adressâmes au Conseil de santé des armées et à l'Académie royale de médecine. M. Bégin, l'un des inspecteurs du service de santé militaire, crut devoir la publier dans le compte-rendu
des rapports adressés au Conseil de santé des armées sur le choléra-morbus épidémique, observé
à Paris ainsi que sur d'autres points de la France,
dans les hôpitaux militaires et dans les régiments,
publié dans les *Mémoires de médecine, de chirurgie et de pharmacie militaires*, t. XXXIII,
p. 108. Nous croyons utile de reproduire ici cette
observation, parce qu'elle offre plusieurs points
de contact avec la question qui nous occupe.

A... (Jean), soldat au 8ᵉ régiment d'infanterie
de ligne, âgé de vingt-trois ans, doué d'une forte

constitution et d'un tempérament bilieux, entra
à l'hôpital militaire de Saint-Omer le 7 du mois,
atteint de choléra-morbus épidémique, dont il
fut brusquement frappé la nuit précédente, à une
heure du matin. La veille, ce militaire avait mangé
du lard salé, et un mélange de haricots blancs et
de pommes de terre assaisonné avec du beurre,
du bouillon et du sel. Lorsqu'on le porta à l'hôpital, ce qui eut lieu dans la matinée du 7, il était
dans l'état suivant : Abattement extrême, vomissements et selles répétées de matières liquides,
cholériques, soif vive, absence totale d'urine depuis la veille, douleurs atroces dans l'abdomen, et
plus particulièrement à l'épigastre et le long du
colon transverse. Les crampes sont horribles dans
la jambe et le bras gauche, et beaucoup moins
intenses sur le droit. L'œil gauche, dont le globe
se tourne en haut, est fermé par l'abaissement de
la paupière, surdité presque complète de l'oreille
du même côté. Le pouls est tout à fait insensible
du côté gauche, quoique légèrement perceptible
du côté opposé; les carotides présentent la même
anomalie, le froid est plus que glacial, les extrémités, la partie supérieure du tronc et la face
sont cyanosées; mais les phénomènes sont incomparablement plus sensibles à gauche qu'à droite.
Le visage est terreux; les yeux caves, enfoncés,
dépourvus de tissu adipeux sous-palpébral. Celui

du côté droit est ouvert, tandis que l'œil du côté opposé reste le plus souvent fermé; la voix est cassée, cholérique; la respiration gênée, difficile, anxieuse; la surface générale de la peau, dépourvue d'élasticité, a un aspect olivâtre et terreux. Enfin tous les symptômes cholériques se présentent, mais avec plus d'intensité du côté gauche du corps, et offrant cette particularité importante pendant tout le cours de la maladie. La réaction elle-même, provoquée par les moyens pour la plupart indiqués dans la circulaire du Conseil de santé du 4 du mois de mai dernier, a été beaucoup plus sensible du côté gauche qu'à droite, comme l'avait été d'ailleurs la série des symptômes qui l'avaient précédé.

Nous devons faire observer que tous les mouvements volontaires s'opéraient sans difficulté, ce qui, dans le cas contraire, aurait pu faire croire à la coexistence de phénomènes apoplectiques.

Nous avons attaqué la maladie, le premier jour, par une saignée du bras droit. Le sang coulant difficilement, on a ouvert la veine du bras gauche. La difficulté était plus grande encore, par la raison que les symptômes de la maladie étaient plus intenses de ce côté; cependant, à force de frictionner le bras du malade le long du trajet de la veine, on a obtenu environ dix onces

de sang, on a donné pour boisson de l'infusion
de tilleul édulcorée et refroidie avec de la glace.
Le malade étant recouvert d'une chemise de flanelle, et placé dans un lit bien chauffé, on lui a
appliqué des cataplasmes émollients chauds sur
l'abdomen, et des sinapismes, en forme de chaus-
sons, aux pieds et aux deux jambes ; on lui a fric-
tionné l'épine du dos avec de l'alcool camphré,
et le soir il y avait du mieux.

Le lendemain matin les symptômes cholériques persistaient encore, et, n'ayant plus
aucun doute sur le siége du mal, nous fîmes
prendre au malade une once de sulfate de soude,
avec un grain d'émétique en dissolution dans
douze onces d'eau commune. Cette médication
produisit un bien immédiat étonnant, en réveil-
lant l'action organique prête à s'éteindre. Nous
pûmes pratiquer à midi une nouvelle saignée, où
le sang coula plus facilement que la première fois.
Nous prescrivîmes, pour soutenir la contractilité
du cœur qui était devenu plus large, et pour
absorber dans l'estomac les matières âcres qui
pouvaient s'y rencontrer, l'administration par
cuillerée de la potion suivante :

Eau de cannelle. . . . . . ⎫
    de fleurs d'oranger . ⎬ aa. 30 grammes.
Sirop de gomme arabique. ⎭
Eau distillée de menthe poivrée. 90   —
Magnésie calcinée. 02   —

Telles furent les bases principales du traitement que nous avons adopté, non seulement pour le cas dont il s'agit, mais encore pour les cas graves que nous avons eu à traiter depuis l'invasion de l'épidémie dans la ville de Saint-Omer, et nous eûmes la satisfaction de voir que cette manière d'agir a toujours été suivie du plus heureux succès. Nous devons faire observer à cette occasion que l'éméto-cathartique est un médicament des plus précieux dans une foule de cas pathologiques, comme nous l'avons démontré dans l'ouvrage que nous publiâmes en 183o, à notre retour de la campagne de Morée.

Le cas de choléra dont il s'agit, l'unique peut-être que l'on ait observé, depuis que cette terrible maladie s'est introduite en Europe, doit jeter un grand jour sur le diagnostic, le siége et le traitement de cette épidémie, et nous conduit naturellement à établir les conclusions suivantes :

1° La cause générale qui produit le choléra, et dont la source et la nature sont inconnues, agit directement ou indirectement sur le système cérébro-spinal, dont la lésion détermine tous les phénomènes de la maladie.

2° Les symptômes gastro-intestinaux du choléra ne proviennent pas de l'inflammation de la membrane muqueuse des voies digestives, ils ont pour cause la lésion du système nerveux qui porte un trouble ou une atteinte à l'innervation.

3° Les vomissements, les selles et les douleurs abdominales, sont occasionnés par la même cause qui détermine les congestions cérébrales vasculaires et pulmonaires, et sont le résultat d'une sidération portée dans l'origine des nerfs d'un état asthénique de tous les mouvements organiques.

4° Enfin, le traitement du choléra-morbus doit avoir pour objet de soustraire les malades à l'action de la cause qui a déterminé la maladie, et de combattre avec la plus grande promptitude les effets primitifs et secondaires de cette même cause.

Voilà quelle était notre opinion, il y a quinze ans, sur les causes, les symptômes, la nature et le traitement du choléra-morbus épidémique; nous ne pensions pas alors, comme aujourd'hui, au rôle que jouait l'électricité générale sur l'organisme, et ce que nous avons appris depuis sur les effets de cet agent physique universellement répandu vient confirmer nos conclusions sur la cause, le siége et la nature de la maladie, qui fait le sujet de cette observation, l'unique peut-être dans l'histoire de la science.

Ainsi, dans les épidémies de fièvre intermittente et dans celles du choléra-morbus, nous trouvons une certaine analogie dans les effets produits, ce qui suppose une identité de cause, c'est-à-dire que, dans l'une et l'autre circonstance, les centres nerveux sont primitivement lésés par l'influence exagérée des courants électriques qui produisent des phénomènes morbides variables, suivant la surface de ces courants, et d'autres causes peut-être qui nous échappent. Toujours est-il que l'électricité dirigée sur l'organisme agit en excitant la fibre nerveuse, ce qui est bien démontré par tous les physiciens et les physiologistes, et que les maladies épidémiques dont nous avons parlé ne doivent avoir pour cause que l'influence exagérée de l'électricité terrestre ou atmosphérique, puisqu'elles sont de nature essentiellement nerveuse. Au surplus, n'a-t-on pas vu, à l'époque de l'apparition du choléra en France, des fièvres intermittentes précéder le développement de l'épidémie même dans des localités où elles ne se montraient pas habituellement.

D'ailleurs des auteurs célèbres entrevoyaient avec raison qu'une épidémie comme celle du choléra-morbus, qui se répandait en Europe avec la rapidité de l'éclair, sévissant sur des populations entières, devait être occasionnée par un agent généralement répandu dans l'espace. M. Bégin, en particulier, en parlant des causes de cette terrible maladie, indiquait, en 1833, l'électricité comme devant jouer un rôle principal dans le développement du choléra-morbus :

« La cause première du choléra-morbus épi-
» démique, dit M. Bégin dans l'ouvrage déjà cité,
» celle qui, étendant successivement son in-
» fluence sur de vastes territoires et d'immenses
» populations, s'est propagée jusqu'à nous, est
» restée inconnue. Consiste-t-elle en certaines mo-
» difications ignorées encore des éléments de l'air ?
» Dépend-elle de variations brusques de la tem-
» pérature ou de l'état hygrométrique de l'atmo-
» sphère ? A-t-elle une origine plus profonde dans
» quelques perturbations qu'auraient *éprouvées*
» *les courants électro-magnétiques* du globe ?
» C'est ce que l'on ne saurait jusqu'à présent dé-
» terminer. L'ignorance des médecins est demeu-
» rée sur ce point important aussi profonde qu'à
» l'époque où le nom de l'épidémie vint pour la
» première fois éveiller leur sollicitude. » (*Recueil*
des mémoires de médecine, de chirurgie et de
pharmacie militaire, t. XXXIII, p. 9.)

Le mode de propagation du choléra-morbus,
son développement plus fréquent dans le voisinage de courants d'eau, de fossés, de marais, de
mares, de terrains humides, dans les localités
enfin qui présentent de l'eau à la surface du sol
et où, par conséquent, l'air ambiant est toujours
humide, nous conduisent à conclure que le choléra et les fièvres intermittentes proviennent de la
même cause, que ces affections ont une origine

commune, c'est-à-dire que les courants électriques, plus développés dans ces localités, sont la cause déterminante de ces deux maladies épidémiques. Les courants électriques atmosphériques et terrestres ont exercé une grande influence comme cause de l'épidémie de fièvre jaune qui a régné à la Martinique de 1838 à 1841, car il y eut neuf orages dès son début en octobre 1838, et un tremblement de terre le 11 janvier 1839. Dans les observations sur les causes et la nature de la fièvre jaune, M. le docteur Bertulus dit que le sol de la Martinique est travaillé par des feux souterrains qui dégagent des *miasmes* dont l'action se dirige d'abord sur les non-acclimatés. Par le tremblement de terre, le sol a été remué profondément ; partout il s'est ouvert et crevassé, partout des milliers de fentes donnent passage à des exhalaisons pestilentielles tellement supérieures en énergie à celles qui avaient lieu auparavant, que les créoles et les gens de couleur n'y résistaient plus. Cette remarque coïncide parfaitement avec l'opinion d'Astruc, qui dit que certaines épidémies graves se sont manifestées à la suite de grands tremblements de terre, comme nous l'avons indiqué à la page 213.

Nous ne pouvons terminer sans mentionner un travail remarquable sur l'influence de l'électricité dans la génération.

M le docteur Auguste Rapon, sous le titre d'*Histoire de la doctrine médicale homœopathique*, vient de publier un livre considérable.

Un fait indépendant de la question homœopathique que contient ce livre, est celui-ci :

M. Beckensteiner, savant lyonnais, prétend avec raison que l'électricité joue un grand rôle dans la production des phénomènes morbides; de son inégale distribution résultent une foule de souffrances et de maladies régulières qui ne connaissent pas de causes spéciales. Plusieurs observations de guérison de la stérilité chez la femme, rapportées par Bertholon dans son *Traité de l'électricité du corps humain*, et quelques observations de ce genre que M. Beckeinstener lui-même eut occasion de faire dans le cours de ses recherches sur le transport des substances simples, le conduisirent à penser que le fluide électrique devait jouer un rôle important dans le phénomène de la fécondation. Il en appela à l'expérience : ce fut sur des chats qu'il opéra......

Ces expériences furent répétées pendant plusieurs années sur un grand nombre de sujets, et toujours avec le même succès. Le savant lyonnais en conclut :

1° Que l'électricité joue un grand rôle dans l'acte de la génération ;

2° Que l'électricité positive transporte la semence du mâle dans la matrice de la femelle, et contient probablement en elle la puissance fécondante ou vitale ;

3° Que la fécondation ne pourrait s'opérer, si le fluide de la femelle était de même nature, car alors il repousserait celui du mâle. La différence dans l'état électrique des sexes est donc une condition essentielle à la fécondité.

M. Beckensteiner a observé des faits analogues sur les insectes. On sait qu'aussitôt après l'éclosion des vers à soie, les mâles s'unissent avec ardeur aux femelles, et qu'au bout de huit à quinze heures d'accouplement ils s'en détachent. Les œufs pondus, mâles et femelles tombent d'inanition et meurent. L'application thérapeutique que l'auteur a déduite de ses expériences est digne de remarque : il entreprit de traiter dès lors par l'électricité quelques cas de stérilité que n'expliquait aucune lésion organique ou fonctionnelle de l'appareil génital. Il triompha pleinement de la plupart des cas rebelles aux traitements suivis.

M. le docteur Rapon remarque que la découverte récente des corpuscules de Pacini chez l'homme donne un nouveau degré d'importance à l'électricité animale. Ce sont de petits corps arrondis, traversés par un filet nerveux, et formés de lames concentriques de tissu médullaire, qui sont séparés les uns des autres par un léger suintement séreux. Ces corpuscules sont à l'état rudimentaire chez l'enfant, et desséchés chez le vieillard. Ils paraissent n'exercer d'action qu'aux époques de la vie où se produisent les grandes et vives sympathies, et où le consensus vital est dans toute sa plénitude. Les corpuscules de Pacini offrent beaucoup d'analogie avec l'appareil électrogène de la torpille.

Nous ne prétendons pas avoir résolu toutes les questions que soulève ce grave sujet; c'est un vaste champ ouvert à l'observation, dont la culture peut nous conduire à la connaissance des faits qui sont restés jusqu'à présent inaperçus, et qui nous paraissent devoir jeter un nouveau jour sur l'étiologie, la nature et le traitement des maladies. Nous appelons donc l'attention sérieuse de tous les hommes dévoués à la science sur un sujet que nous n'avons encore fait qu'ébaucher, et dont l'étude plus approfondie nous paraît susceptible de conduire à des conséquences pratiques des plus importantes.

Nous ne serions pas étonné que l'électricité générale, mieux connue dans ses effets, vînt un jour aider à résoudre la question difficile de la contagion attribuée à certaines maladies. En attendant, nous nous contentons d'enregistrer les faits que nous avons observés, qu'un grand nombre de maladies sont occasionnées par l'électricité atmosphérique ou terrestre, qui se développe plus particulièrement dans l'atmosphère orageuse ou dans l'air des marais; qu'elle agit primitivement sur le système cérébro-spinal, et que l'isolement, comme nous l'avons indiqué, est le moyen rationnel de traitement pour combattre les maladies qui dépendent des courants électriques.

Nous ne terminerons pas ce que nous avons à dire concernant l'influence de l'électricité générale sur l'organisme sans réclamer le concours de nos confrères, et particulièrement celui des médecins militaires, qui se trouvent plus favorablement placés pour étudier la question qui nous occupe dans les localités et les climats variés. En effet, en rapport constant avec le soldat en santé ou malade, dont ils partagent les souffrances et les dangers, les médecins militaires, soit sur le champ de bataille, soit au centre des épidémies, sont plus à même d'apprécier les influences des causes physiques ou morales qui frappent notre armée; l'appel que nous faisons à leurs lumières sera, nous l'espérons, entendu, car ils savent consacrer au profit de la science les moments de loisir que leur laissent leurs pénibles fonctions. C'est en réunissant ainsi leurs efforts aux nôtres que nous parviendrons peut-être à réaliser la pensée de deux grands médecins de l'époque,

Pringle et Desgenettes, celle de tirer des malheurs de la guerre quelque avantage pour le genre humain.

Quoi qu'il en soit, notre travail peut être résumé dans les propositions suivantes : 1° de même que l'air, le calorique et la lumière, l'électricité générale se rencontre dans tous les corps de la nature, où elle se trouve à l'état libre ou combiné, et dans lesquels elle produit des phénomènes d'attraction et de répulsion, de composition et de décomposition, et une foule d'autres actions physiques, chimiques, physiologiques et pathologiques. L'homme en subit les lois comme tous les autres êtres de la nature, et ne saurait faire exception à la règle générale;

2° Le globe terrestre, l'air atmosphérique, l'eau et le calorique constituent les appareils du grand laboratoire de la nature, dans lequel, suivant les divers degrés de leur température, il se produit de l'électricité par l'évaporation et la condensation de l'eau, par la dilatation et la contraction de l'air atmosphérique, et des gaz par les changements continuels dans la température de l'air, des eaux et des cieux. Les nuages orageux, par leurs effets, ont beaucoup d'analogie avec les conducteurs de la machine électrique, dont les effets produisent des phénomènes analogues.

3° Les marais, par leur constitution géographique et les effets qu'ils ont sur l'organisme, offrent la plus grande analogie avec la pile galvanique. Formés en effet de plusieurs substances solides de nature différente, l'eau douce tenant en dissolution le produit de matières organiques ou des substances salines, les marais sont enveloppés d'une atmosphère constamment humide, qui sert de conducteur au fluide électrique entre la pile marécageuse et l'organisme. On sait que pour donner à la pile galvanique toute l'activité dont elle est susceptible, il faut dissoudre dans l'eau conductrice un acide ou un sel; et qu'au contraire, si cet appareil est privé d'eau ou qu'il contienne trop de liquide, les effets sont nuls ou insignifiants. De même que la pile galvanique, l'action des marais salants est plus active que celle des marais d'eau douce, et leur influence nuisible sur la santé disparaît par le desséchement et la submersion;

4° Les travaux des physiciens et des physiologistes ont démontré que l'électricité produite par nos machines avait une action spéciale sur le système nerveux; l'expérience et l'observation rigoureuse des faits prouvent que les maladies qui se développent dans l'atmosphère des marais sont toujours primitivement nerveuses, et ne deviennent inflammatoires que par la réaction du système nerveux sur le cœur et sur le reste de

l'appareil vasculaire sanguin, d'où naissent consécutivement les irritations générales ou locales;

5° Le plus grand nombre des maladies qui
appartiennent à la classe des névroses est occasionné par l'influence exagérée de l'électricité
atmosphérique ou terrestre. Les fièvres intermittentes sont dues à la même cause, qui existe
toujours dans les contrées marécageuses, plutôt
qu'à un miasme, qu'on n'a jamais rencontré dans
l'eau ni dans l'air des marais. Un moyen de traitement qui aura pour objet de détruire ou d'atténuer la cause, c'est-à-dire de maîtriser l'influence
morbide de l'électricité, est naturellement celui
que l'on devra préférer; car en arrêtant la cause,
on doit nécessairement prévenir les effets;

6° L'isolement électrique vient heureusement
remplir cette indication. Cet isolement s'opère
d'une manière fort simple, en adaptant aux lits
ordinaires, aux canapés ou aux fauteuils, des
pieds en verre ou en résine, dont la hauteur ne
doit pas être moindre de 30 centimètres. Tous les
malades qui voudront se soumettre à l'isolement
électrique devront, avant de se coucher, éloigner
le lit isolant, ou tout autre meuble auquel on
aura appliqué le système anti-électrique, de 40
à 50 centimètres environ du mur de l'apparte-
ment, de manière à rendre l'isolement aussi complet que possible. Un grand nombre d'observa-

tions faites en Afrique pendant près d'une année ont constaté l'efficacité de cet antispasmodique puissant; car tous les malades atteints d'affections nerveuses diverses connues sous le nom de névralgies anomales, de névropathies dont le siége est très variable, et que l'on qualifie souvent de rhumatisme simple ou goutteux interne ou externe, de gastralgie, d'entéralgie, de gastro-entéralgie, etc., qui ont pour cause principale l'influence exagérée de l'électricité générale, ont été guéries ou soulagées de ces cruelles maladies, dont plusieurs avaient résisté à tous les autres moyens connus. L'isolement électrique a surtout une très grande influence sur l'insomnie qui accompagne trop souvent ces affections nerveuses. Nous citerons un exemple tout récent que nous avons observé sur la personne de M. le général de T... atteint de douleurs rhumatismales opiniâtres, qui a retrouvé le sommeil qu'il avait perdu depuis longtemps immédiatement après avoir couché sur un lit isolant.

L'analogie frappante et incontestable qui existe entre les marais et la pile galvanique, l'influence spéciale de l'électricité sur le système nerveux, la nature des affections qui se produisent par l'action de l'électricité atmosphérique et terrestre, et les moyens de les combattre par l'isolement électrique, constituent un enchaînement, une liaison intime entre les causes, les effets et le traitement que nous sommes naturellement conduit à cette conséquence que non seulement les maladies dont nous avons parlé, mais encore plusieurs autres qui se manifestent épidémiquement, et dont l'étiologie est ignorée, ont pour cause l'influence exagérée de l'électricité générale. C'est lorsque les courants électriques sont considérables, que les rapports normaux physiologiques entre l'organisme et cet agent physique sont altérés, que la maladie se manifeste par suite d'un état électro-magnétique qui trouble cette harmonie si nécessaire au maintien de la santé entre l'homme et les agents physiques.

De même que la lumière et l'air atmosphérique sont les agents physiques indispensables de la vision et de la respiration, l'électricité atmosphérique et terrestre est l'élément fonctionnel de l'innervation dont l'action nuisible exagérée est favorablement modifiée par l'isolement électrique, qui est au fluide électrique ce que l'ombre est à la lumière solaire.

L'isolement électrique n'est pas seulement utile comme moyen curatif, mais il peut encore devenir un préservatif précieux pour prévenir les maladies nerveuses auxquelles sont plus particulièrement exposées les personnes vives, dont le système nerveux est très développé, comme chez certaines femmes et les enfants qui sont très impressionnables aux moindres causes physiques et morales. C'est surtout pour maîtriser les effets d'un changement de temps pendant lequel l'atmosphère est nébuleuse, que le ciel est couvert de nuages orageux, que l'appareil anti-électrique est nécessaire, surtout pendant la nuit (1).

L'hygiène nous indique les moyens nécessaires pour soustraire l'organisme au froid et à la chaleur extrêmes, ainsi qu'à l'action directe des rayons brûlants du soleil. Elle nous prescrit aussi des règles pour nous garantir des effets nuisibles de la pluie, de la grêle, de la neige, de l'action des vents et même de l'orage et d'autres météores qui exercent une grande influence sur la santé. Mais elle est muette pour ce qui concerne l'action exagérée des courants électriques. L'isolement électrique, désormais, viendra combler cette lacune, et l'homme possédera un moyen de plus pour se soustraire à volonté à l'influence nuisible d'un agent physique, qui, comme l'air, le calorique et la lumière, est universellement répandu.

Quoi qu'il en soit, ce point de physique médicale intéresse au suprême degré l'hygiène, l'étiologie, la nature et le traitement des maladies

(1) L'appareil isolant anti-électrique se trouve chez MM. Lerebours et Secretan, opticiens de l'Observatoire, 13, place du Pont-neuf, à Paris.

nerveuses, et nous semble digne de devoir fixer
l'attention des physiciens, celle des physiologistes et des médecins. En attendant, nous conti-
nuerons à poursuivre ce que nous avons commencé, et nous consulterons l'observation et
l'expérience, à mesure que des sujets se pré-
senteront à notre clinique. Nous ne sommes pas
éloigné de croire que l'isolement électrique
exerce une heureuse influence dans les convulsions des enfants, ainsi que dans certains cas
d'aliénation mentale. La cause est électrique,
les effets sont nerveux et le traitement anti-
électrique.

L'opinion que nous soutenons n'est point le
résultat d'un système idéal, fondé sur des sup-
positions hypothétiques; elle repose au contraire
sur les lois et les théories de l'électricité que nous
ont enseignées les physiciens et les physiologistes
les plus célèbres. Elle est la conséquence de l'observation attentive de faits nombreux et de l'interprétation rationnelle d'effets constants, toujours existants, et qui se renouvellent à chaque
instant dans la nature entière.

INSTRUCTION

SUR

L'APPAREIL ISOLANT ANTI-ÉLECTRIQUE,

ET LA MANIÈRE DE L'APPLIQUER

AU TRAITEMENT DES MALADIES.

1847

Se trouve chez MM. LEREBOURS et SECRÉTAN, Opticiens de l'Observatoire,

PLACE DU PONT-NEUF, 13, A PARIS.

M. le docteur Pallas, officier de la Légion-d'Honneur, médecin principal en Algérie, après avoir communiqué aux Académies des sciences et de médecine le résultat de ses nombreuses observations faites tout récemment en Afrique vient de publier un ouvrage dans lequel il démontre l'efficacité des lits isolants pour guérir ou soulager les maladies nerveuses, même celles qui ont résisté à tous les autres moyens connus. La méthode de ce médecin est extrêmement simple : elle consiste à placer les malades sur des lits, des canapés ou des fauteuils dont les pieds sont en verre, et les soustraire ainsi à l'action exagérée des courants électriques qui se produisent constamment entre le ciel et la terre.

L'hygiène fournit les moyens de nous soustraire à l'action brûlante du soleil en nous mettant à l'ombre; celui de nous garantir du froid et de la chaleur extrêmes par la manière de nous vêtir et de nous abriter; mais jusqu'ici personne n'avait songé à maîtriser l'influence des courants électriques qui se produisent sans cesse dans le grand laboratoire de la nature, et M. Pallas y est heureusement parvenu par l'usage de l'appareil anti-électrique. Cet appareil a pour effet non seulement de guérir, mais encore de prévenir un grand nombre de maladies qui appartiennent à la classe des névroses, et que l'on désigne sous les noms de rhumatisme simple ou goutteux, de névralgies anomales, de névropathies viscérales, ainsi que toutes les maladies nerveuses que ne compliquent pas des lésions organiques.

L'ouvrage de M. Pallas peut se résumer dans les propositions suivantes :

1° Les affections nerveuses sont occasionnées par l'influence exagérée de l'électricité atmosphérique ou terrestre, dont les nuages orageux et les contrées marécageuses sont les sources principales.

2° Les marais, par leur constitution géologique et les effets qu'ils produisent sur l'économie animale, offrent la plus grande analogie avec la pile galvanique. En effet, leur action nuisible sur la santé est d'autant plus sensible que l'eau dont ils sont formés tient en dissolution des matières organiques ou salines ; ce qui explique pourquoi les marais salants et ceux qui avoisinent les plages maritimes exercent une action plus considérable sur l'organisme. Le desséchement ou la submersion des marais constitue des conditions analogues à celles d'une pile galvanique sèche, ou qui est noyée par une quantité trop considérable de liquide, et dont les effets alors sont nuls ou insignifiants.

3° Les travaux des physiciens et des physiologistes ont démontré que l'électricité produite par nos machines avait une action spéciale sur le système nerveux ; l'électricité atmosphérique et terrestre n'agit pas autrement sur ce système, qu'elle trouble dans ses fonctions, et détermine la plupart de ces affections connues sous le nom de maladies nerveuses. Un moyen qui a pour but d'arrêter la cause de ces maladies devra nécessairement en détruire les effets.

4° L'application de l'isolement électrique, dont la découverte est due à M. Pallas, est venue très heureusement remplir cette indication. Cet isolement s'opère en adaptant aux lits ordinaires, aux canapés et aux fauteuils des pieds en verre, préparés comme on les trouve à Paris, dans notre seule maison. Ce système a la propriété, par sa nature vitreuse, d'arrêter la marche de l'électricité et d'isoler ainsi les meubles et les personnes qui y sont couchées de l'action nuisible des courants électriques. Nous devons faire observer que l'isolement ne sera complet qu'autant que l'on aura la précaution d'éloigner le lit des murs des appartements à une distance de 35 centimètres au moins, parce que la maçonnerie et même les cloisons en planches sont conducteurs du fluide électrique, et détruiraient, par conséquent, tous les avantages de l'isolement électrique. Bien entendu que l'on devra éviter de laisser toucher au sol ou au plancher les draps ou les couvertures du lit ; il faudra, au contraire, en se couchant, ramasser toutes les fournitures susceptibles d'être dérangées, en les fixant, autant que possible, entre les bords des matelas ou par tout autre moyen, afin de les empêcher d'établir une communication quelconque entre le lit isolant et le sol.

C'est principalement lorsque le temps est humide, que le ciel est couvert par des nuages orageux, que le baromètre est bas, que l'air est agité par les vents,

3

que les malades atteints d'affections nerveuses rhumatismales ou autres accusent
des douleurs plus vives, qui se manifestent à la chute du soleil et pendant la nuit.
C'est alors que l'isolement est indiqué, et l'effet de ce simple moyen, véritablement extraordinaire, est souvent immédiat en calmant les douleurs et en procu-
rant le sommeil aux malades qui souffrent depuis longtemps d'insomnies opiniâtres. L'isolement électrique, en un mot, est un excellent somnifère et un antispasmodique puissant. Nous devons faire observer que M. Pallas déclare avec bonne
foi, dans l'ouvrage qu'il vient de publier (1), qu'il ne connaît pas encore, par
l'expérience, tous les cas pathologiques susceptibles d'être traités par ce nouveau
moyen thérapeutique. Il croit en outre qu'il peut être d'une grande efficacité
dans les convulsions des enfants et dans certains cas d'aliénation mentale. Du
reste, il en appelle aux lumières et au concours bienveillant de ses confrères pour
l'aider à résoudre un problème qui intéresse au plus haut point les causes, la
nature et le traitement d'un grand nombre de maladies.

Quoi qu'il en soit, lorsque les douleurs sont persévérantes, les malades doivent rester couchés sur les lits isolants pendant plusieurs jours de suite, nuit
et jour sans discontinuer, pour ne les quitter que lorsque les douleurs sont cal-
mées, le jour d'abord et la nuit ensuite, et reprendre la couche ordinaire deux
ou trois jours après la cessation complète de la maladie. D'ailleurs, les malades
feront bien de prendre l'avis de leur médecin habituel, pour être fixés sur la durée
et l'opportunité de l'application rationnelle de l'isolement électrique.

(1) En vente, chez Victor Masson, libraire, place de l'École-de-Médecine, 1.